「豹変する心」の現象学

精神科臨床の現場から

大饗広之
Oae Hiroyuki

勁草書房

はしがき

何ごともない日々を送っていたはずの人たちが、ふいに心の平衡を失って唐突な行動に走ってしまう。それに見合うだけの動機もないし、それを予見させるエピソードもみあたらない。その行為にいたるまでのストーリーがいっこうにみえてこない。そういうケースがやたらと目につくようになってきた。

たとえば世の中を震撼させる無差別殺傷事件。犯行にいたった青年たちの多くはいわゆる異常人格の持ち主ではないし、いかに挫折し孤立していたにしても、その行為には必然性というものが感じられない。ちまたで耳にする論評はあいかわらず「異常探し」に躍起であるが、たとえ友人関係が希薄になっていたにせよ、家族関係が歪んでいたにせよ、あるいはサイバースペースに耽溺して現実を見失っていたにせよ、いずれにしても彼らは今どきの青年の平均値からそうかけ離れてはいない。やはり彼らはどこにでもいるような若者であり、なぜあれほどの逸脱に走ったのかという謎は解けないのである。そして、彼らが「ふつうの青年」にしかみえないことによって、いっそう不可解さは拭いがたいものになってしまう。

メディアを騒がせる事件ばかりではない。ふつうの子供たちによって引き起こされる残酷ないじめ、突発的に生じる深刻な自傷行為、いつものように会話を交わしていた隣人のあっけない自殺など、解けない謎はいたるところに転がっている。身近なところからでも、いつ豹変のきざしが顔を覗かせてくるかわからない。そういう時代にわれわれは向かいあっている。

なぜ心は豹変するのか？　豹変を説明するメカニズムの候補としては、最近では解離やトラウマ（心的外傷）、ないしはアスペルガー的傾向などが好んで取りあげられる。後にも述べるように、この三つはいずれも現代人の心的傾向を解くための重要なキーワードにもなるが、ただ実際に個々の症例に向かいあってみると病態メカニズムからの解釈は思うほど容易には進まない。少なくとも症候から直接、突発的行為が導かれるというのではない。多くはむしろ従来の疾病図式の及ばないところから湧きあがっているのである。

解釈の枠組がまったく役にたたない――振り返ってみると、そういった診断をめぐる混迷の皮切りは一九八九年の幼女連続誘拐殺人事件、いわゆる宮崎鑑定であった。裁判では人格障害、解離性障害、統合失調症（破瓜型）といった病名が次々とあげられ、幾度となく議論が重ねられたが、結局どこにも収斂していくことはなかった（今なら間違いなくアスペルガー症候群も取りあげられるであろう）。鑑定医たちの解釈はどれも空を打ち、『夢のなか、いまも』（宮崎勤、二〇〇六）という謎めいた手記そのままに、世間を驚愕させたこの事件は多くの謎を残して幕引きとなったのである。

しかし専門家にはこの事件を簡単に忘れ去るわけにはいかない事情があった。というのも、その頃から司法鑑定のみならず、一般の診察室でも従来の診断パターンが空を打つようになったのである。たとえばある症例が解離的であり、トラウマ的でもあり、同時にアスペルガー的でもある。そういった奇妙なねじれにいたるところで遭遇するようになり、統合失調症とアスペルガー症候群、あるいは人格障害のあいだの境界もわからなくなってきた。そのうえ解離性障害にしても広汎性発達障害（自閉症スペクトラム）にしても、「特定できないタイプ」が主流を占めるようになり、もはや疾患エンティティーそのものが失効したのではないかと疑いたくなる状況が蔓延している。そして、よくみるとそこにも「豹変のきざし」がひょいと顔を覗かせている。

こうしてわれわれは解離とは、アスペルガーとは、あるいはそもそも精神科診断とは何だったのかという本質をめぐる議論にもう一度立ち返らざるをえなくなったのである。おそらく突発的な逸脱の一つひとつは氷山の一角、あるいはちょっとしたフライングにすぎないのであって、もっと深層では世の中全体を巻き込むように心の変質が潜行している。個々の疾患メカニズムだけではなく、背後に流れる時代の病理に目を向けないかぎり、いかなる解釈も行き詰まってしまう。

実はもう、だれもがそのような逸脱を自分とは無縁のものとして済ますわけにはいかないのである。心の領域ではすでに異常と正常の差異があいまいになっており、境界線はちょっとしたはずみで乗り越えられてしまう。というよりも、そもそも境界線がどこにあるのかもわからなくなっている。個々の事例を通してみえてくる心の変質は、今だれもが感じている生きづらさにもどこかでつながっている。心の異常をどう扱うのかというのではなく、「ふつう」の方がどう変質しているのかといった具合にスタンスを変えないかぎり、全容はなかなかみえてこないであろう。

かくいう私も、最初は解離メカニズムから突発的な逸脱は説明しうるという仮説からスタートした（平成一七、一八年度日本学術振興会科研費補助研究）。しかし、そういった単純な設定が通用しないことに気づくのにそれほど時間はかからなかった。やはりそこには心的外傷（トラウマ）やアスペルガーなどの種々の病態が同等の重みで絡み合っており、しかもその全体は時代状況とも密接にリンクしていたのである。解離、トラウマ、アスペルガーといった病態をその本質まで遡っていくと、それがそのまま現代人心性を解読する道程にも重なってみえてくる。そしてそのような諸現象のさらに深層には、カオスにも通じる「反転可能性」が通奏低音のように流れていた。

詳しくは本書を辿ってもらうしかないが、ここでいう反転とはメビウスの環のように中心と周縁が入れかわる事態を指しており、それは臨床においてはＰＴＳＤ（今現在と過去の反転）、多重人格（自己と他者の反転）、ないしは現代的ないじめの構造（世界の劇場化）など様々な形をとってあらわれる。またそれは一般青年のなかにも濃度を薄めた形で拡がっており、彼らの特徴ともいえる心的体験の一貫性のなさ、ないしはストーリー性のなさとも表裏を成している。そして、そのことはこれまで慣れ親しんできたアイデンティティーという概念の有効期限が切れたことの証にもなる。こういった状況のなかで、同じ通奏低音はわれわれ一人ひとりの心の内面にまで浸透しつつあり、今にも日常世界のあちこちで軋み音をあげようとしている。

ふつうの人から始めてもいいし、あるいは犯罪例から取りかかってもいい。入り口をどこに定めても、臨床の現場から離れないかぎりは、結局同じところに辿りつくであろう。いくつかの症例を分析していくのと並行して、われわれが置かれている時代背景にもメスを入れていけば、今まさに世の中に起こりつつある変化、すなわち「中心としての秩序」が破綻に向かい、「世界の多元化」が引き起こされているという情景がいっそうはっきりとみえてくる。そういった迂回路を通ることによって、「豹変する心」がいったい何を予言しているのかが、あらためて浮き彫りになってくるはずである。

「豹変する心」の現象学　精神科臨床の現場から

目次

目次

第一章　心、このみえないもの

あいかわらず世間では「青少年の心がみえない」などと囁かれているが、みえないのは何も若者の心にかぎらない。慣れ親しんでいたはずの日常が迷路に入りこんでいるというか、いつのまにか周囲の風景の全体からリアルな質感が失われているのである。カフカの『城』のように、近づこうとすればするほど全体が遠ざかってしまうといった手触りのなさ――とにかく今、人の心がどうなっているのか、その全容がつかめそうでつかめない。そして、そんな中からも何かただならぬことが起こってくるような、そういった予兆らしきものが垣間みえる。

もっともそのような違和感がだれにとっても増幅しているのかというとそうでもない。「そこまで悲観的になることはないでしょう」「そんなことを気にしているのはお前だけだよ」などと一蹴されてしまうこともある。いったいこんな微妙な感触は日常の波に揉まれるとみえなくなるというのか。それとも疑問を抱くこともなく砦のなかにこもってしまう人が少なくないということなのか。確かに視点を変えると切り口は色々にみえてくるし、時代の共通感覚というのがあるのかどうかもわからない。もしかすると危機感さえ共有されないというのが今という時代の時代精神かもしれない。そう思って周囲を見渡すと、なるほど若者たちはイヤホーンをつけて外界を遮断し、各々の世界へと引きこもっている。女性たちは、まるでナルシスのように他人の視線などおかまいなしに鏡を覗き込んでいる。

しかし、そうはいっても精神科や心療内科の面接室から眺めていると、もう心をめぐる状況が尋常でないことだけははっきりしているのである。単に診断クライテリアが変わったというだけではない。実際に青年期の病態が大きく様変わりしているのである。多重人格やアスペルガー症候群など、昔には想像もしなかったニューフェイスが世間を騒がせるようになって、今でもその裾野を拡げつつある。かつては珍しかったアノレキシア・ネルボーザ（摂食障害）やＰＴＳＤ（心的外傷後ストレス障害）もすっかり日常のものになったし、不登校などは「もはや病ではない」とみなされるようになってしまった。それどころではない。神経症（ノイローゼ）というこれまで慣れ親しんできた概念さえ、この世から消え去ろうとしている。

そしてクリニックには、はっきりと診断をつけられない人たちがやたらと増えている。たとえばほんの些細なストレスですぐにリストカットや大量服薬におよんでしまう人たち。以前ならそこには人格障害やヒステリーのように他人を巻き込んでくる対人関係の病理がみえてきたし、彼らがどんな葛藤を抱いているのかをつかむのも容易であった。それが今ではどうしても一つのパターンにすんなりと納まってくれない。診断的な落としどころがみえてこない。もうリストカットをしている人をみても、すぐに彼／彼女を異常と決めつけることはできないのである。リストカットは薄れゆく現実感に対する一種のコーピング（対処法）にすぎないことも珍しくはない。そして現実感が薄れているのは彼らだけにかぎられることではない、いってみれば、それは世の中の全体が被っている「症状」なのである。

社会問題化している自殺についても、もう以前のように単純に片付けることはできない。演技的な色彩ぬきで死の淵に立ってしまう人たちには、以前ならうつ病の布置や、あるいは統合失調症の始まりを暗示するサインを簡単に見つけることができたものである。それが今ではふつうの人のなかからも、自殺は唐突な形で生じてくる。もちろん今日の自殺には社会的要因が大きく絡んでおり、周囲の配慮や専門家の技量によって対処しうる部分もあるにはある。しかし本当の問題は、それでもなおカバーしきれない空白部分が徐々に拡がりつつあることなのである。

もう一つ付け加えておくならば、たとえば「頭のなかにもう一人の自分がいる」と訴える人がいても、もはやわれわれは彼をすぐさま病的と決めつけるわけにはいかない。彼らに統合失調症や多重人格などという診断はあてはまらないし、それどころか、その訴えをすぐに「症状」とみなすことさえできない。信じられないかもしれないが、そういった軽微な人格の複数化が潜在的にはかなりの勢いで拡がっているのである。後に詳しく紹介するが、そういった（多重人格とは似て非なる）

人格の解離が世の中へ拡散していることがいったい何を意味しているのかについて、その評価もまだ定まっていない。

ふつうの人のなかから得体のしれないものがひょいっと顔をのぞかせる――得体の知れないものというと、世間やメディアを騒がせている突飛な事件を思い浮かべるであろうし、本書でもそれを一つの手がかりとして取りあげていくが、もちろん話をそこに留めていいわけではない。よくみるとわれわれの身近なところにも、いたるところに不可解な現象は見え隠れしている。心の病などは自分には無関係だと思っている人には、異常（疾患）という座標軸もまだ自分とは無縁のように映るかもしれない。しかし地球温暖化のように、後戻りできない事態がわれわれの心にも始まっているとすれば、たとえそれが軽微なものであっても、その予兆を見過ごすわけにはいかないのである。今でも心のどこかで「異常気象」は人知れず進行しており、あたかも面接室はそれを映す拡大鏡のように思えるのである。その鏡を通してみると、なにげない些細な変化もまた異なる意味を帯びてせまってくる。

いったいこの先、心はどうなっていくのだろうか。ちまたにあふれる奇妙な現象は切り方によっては幾通りにも解釈できるし、周辺にはその場かぎりの論評がちりばめられていて、なかなか本質に至る道を探り当てることができない。それに実をいうと、わからないことを素直にわからないといわないのが専門家の習い性でもある。全容が見えてこないという深刻な事態を前にしても、このことが主題としてとりあげられることは、これまであまりなかった。とにかく今はまず手さぐりで藪のなかを探るように、得体のしれないものに少しずつ近づいていくほかない。

1　若者たちの風景

もう少し身近なところから始めてみよう。

私にとっての日常の風景――電車を降りると、いっせいにぞろぞろと学生たちが歩きはじめる。大学の校舎まではけっこうな坂道である。初夏には道端の草花が咲き乱れて風が吹き抜ける。夕暮れの静寂のなかで、辺りの風景が気圏の底に沈んでいるようにみえる瞬間もある。ここまでくると懐かしい暗がりがひろがっていて、うんざりするような都会の均質さからも少しは離れることができる。とはいっても、今どきの教員はいつまでもそんな思いに耽っていられるほど暇にはさせてもらえないようだ。

ふと並行して歩いている学生たちにも目を向けてみる。どの学生の顔も真面目で穏和にみえる。われわれが学生の頃にはもっとギスギスしていたのではないか。見覚えのある顔が会釈してくる。こういった穏和さは今どきの学生には共通の特徴といえるのかもしれない。ときには遠い先から待ち構えて親しく話しかけてくる。

しかしこの頃、気になっていることがある。学生たちとじっくり話してみると何かがしっくりこないのである。しっかりと向き合うと、彼らのなかにかえって「みえない部分」がみえてくる。われわれの青年時代も似たようなものだったのかもしれない。そう自分を納得させようとしても、やはりどうしても意外な顔がちらついてくる。彼らの全体像にたどりつけない感じ――かえって近づけば近づくほど、何かに遮断されてしまう感じ、といえば言い過ぎであろうか。

この「届かない」という感触は、少し大げさかもしれないが、彼らの一人ひとりが生きてきた歴史（生活史）というか、その人に固有の物語というのを思い描こうとするときにますます強くなるのである。われわれのように少し古手の精神科医や臨床心理士ならば、相手との対話のなかで「物語（ストーリー）を読む」という訓練をいやというほど叩き込まれたものである。人々が物心ついたときから、成長の過程で経験する様々なエピソード、その一つひとつが、あるものは特別の意味を獲得し、あるものは忘却されながら個人の歴史を肉付けていく。その人の生きてきた物語がみえてくれば、些細なエピソードさえもが星座を形作る星々の一つとして意味を帯びてくるのである。あるいは「物語が読めない」という違和感がこれほど気になってしまうのも、そういった習慣の裏返しかもしれない（今どきの研修医にはこの感触はあまり共有されないようである）。しかし、仮にそうだとしてもそれを職業病といって済ませる気には到底ならない。

おそらく彼らは何も遮断などしていないのである。一人ひとりの物語の深みに降りていくことができない感じ、あるいは全体像が伝わってこないのは、彼らがただ「小銭で支払っている」からにすぎない。つまり、その場その場の細切れモードでやりくりしているというのが彼らのスタイルなのである。今の世のなかを渡っていくうえでは生活史の一貫性、あるいはアイデンティティーといったものはむしろ無用の長物なのかもしれない。たとえば彼らに人生の理想とか、拠って立つべき理念といった大きなテーマを差し向けても空振りするのが落ちである。「イミナイジャーン」とか「アツイネー」と冷やかされるか、よくても「ビミョー」あるいは「マジッスカ」などとかわされるのではないかと心配になる。ただ誤解がないようにいっておくが、実際にそんな風に返してくる学生がいるわけではない。やはり一人ひとりは、しごく真面目で好感のもてる青年たちである。

ここで、私の部屋をときどき訪れるN君に登場してもらおう。以下は彼と最近交わした対話の断片である（〈　〉内は筆者）。

……じゃあ先生、ふつうの人間関係ってどういうのをいうんですか。〈君はどう思う?〉よくわからないですね……（ちょっと考えて）そうですね、本音をいえる友人が二、三人いて、あとはだいたいが上辺だけの関係で……。〈本音というのは、何も考えないでそのままの自分を出すということ?〉そのままの自分というのがよくわからないけど、たぶんそうだと思う。〈本音をいえる友達がいる?〉……（また少し考えて）います。一人か二人ですけど。〈本音をいったあと、心配になることはない?〉ああ、以前はありましたけど、一人の友人とは馬が合うというか、向こうも本音を出しているから。〈その人との関係を壊したくない?〉そりゃ、そう思います。〈壊さないように気をつかっている?〉そりゃ、ちょっと気をつかいますね。〈気をつかうというのは、そのままの自分を出さないいってことじゃないの?〉だから、そのままの自分というのがよくわからないから。〈じゃあ上辺の関係というのは?〉たいていは、こういっとけば無難かなって考えながらしゃべっている。でも、それはふつう皆やっていることじゃないですか。〈そればかりだと本音が行方不明になるかもね〉……今、気づいたんですけど、ぼくはアドリブで話すということがあまりない。いつも考えてから話している。

〈ところで君はふつうでいたいと思っているわけ?〉そりゃだれでもそうだと思うけど、先生はそうじゃないんですか。〈私はどちらかというと、ふつうが恥ずかしいと思っていたから〉なんで恥ずかしいんですか。〈ふつうって平均的な人間のことでしょ。つまらなくない?〉でも、前に読んだ本には、心理士になるにはふつうでなきゃいけないって書いてあったから。〈その本の著者は何でふつうでなきゃいけないっていうの?〉……本当は、本に書いてあったというより、自分がそうじゃないかなと思ったんです。こういういい方はちょっとずるかったかもしれない。実は最近、自分には回避性があるんじゃないかと思う。人間関係も疲れ気味で、一人だけの世界に閉じこもりたいというのがある。回避性をどう克服するのかということが、ずっとぼくの課題だった。〈昔からあった?〉回避性ですか? 小学校のときに先生に役割を押しつけられて。その先生のことを尊敬していたから断れなかった。そのことを最近よく思い出す。記憶の奥の方にしまっていたんですけど。だって人間関係を回避したいなんて、やっぱりふつうじゃないんじゃないですか。

N君は臆することなく話してくるし、彼のまわりはいつも賑やかである。語り口は内省的で、けっこう人の内面にまで踏み込んでくる。気づくと時間を忘れて話し込んでいることもしばしばである。

しかしそれでもなお私には彼という人間がつかめないという印象が拭えないのである。

字義通りとれば、ここでのテーマは「自分はふつうではないかもしれない」という不安をめぐっているようにみえる（そのような不安は今も昔も青年期にはよくあるものである）。そしてその背景には「一人だけの世界に閉じこもりたい」という気持ちがあるらしい。考えてみると「人に合わせるのに疲れて、一人になりたいときがある」というのはあたりまえのことである。ただそうかといって、もちろん話はそれだけでは済みそうもない。

手持ちのモデルのなかにぴったりくるものを探してみる。たとえば「真の自己」と「偽りの自己」のあいだの葛藤があるのだろうか。仮にそうであるにしても両者はただ軽く併存していて対立していない。というよりも、葛藤となるべき「真の自己」と「偽りの自己」の差異がみえてこないのである。彼が「そのままの自分がわからない」というのは、振り子がどちらにでも振れる感じをいっているのであり、要するに彼には「中心としての自分」がみえていないのである。「真の自分」を出せるかどうかといった設定自体がどうも空振りしているのである。

思い出のなかに辿る小学校教師とのエピソードも、そこに原因を求めることができるほどのトラウマをさしているわけではない。そうかといってその背後にもっと深い葛藤が潜んでいるというのでもない。彼のなかで何故そのエピソードがそれほど重要な意味を帯びているのかを追うことができないのである。

青年期を解く鍵としてなじみが深かった「同一性拡散」という概念もここではピッタリこない。

エリクソン(1)のこの概念は、かつてのスチューデントアパシーや対人恐怖などの根底に流れる青年期の無気力を説明するためによく用いられたものである。確かにアイデンティティー、あるいは「自分は何者か」といった問いは、彼にとっても重要なのかもしれないが、少なくとも悩みの中心はそこにはない。他者の視線に圧倒されて、自己評価がそのつど揺らいでしまうということでもない。彼はどちらかというと無難にその場をやり過ごす術を備えており、仲間からも一目おかれている。ただそれでも私にはやはり彼の全体像が杳としてつかめない。彼という人間にチューニングしそこなうのである。

私にとって親しい学生であるN君でさえそうなのである。こういった印象は一般の学生に対してはもう少し深刻になる。彼らは一見快活ではあるがどこか虚ろにみえる。それと同時に、奇妙にさめていて現実的でもある。いつも現実を天秤にかけていて、昔のように青臭い理想を語る人間はどこにもいない。といってもそれほど現実感があるというわけでもない。早いうちから就職のこと、将来のことを気にかけているかと思えば、そんなに人生に執着しているようにもみえない。表だって死にたいなどと思うわけではないが、別に明日死んでもいいと思っていたりする。しかもそう語ることによって、こちらの関心を引こうとしているという風でもない。人間関係そのものにも、かつてのような執着がないのである。「だれかに見捨てられるかどうか」といったことにそれほど拘っているわけではない。しかし一方で、彼らは小集団（仲間）から疎外されることには極めて敏感である。

やはり彼らの共通項は「物語がみえてこない」ということに尽きるようである。それぞれのエピソードが途切れとぎれで、一つの物語に収斂してこないのである。しかし、もし彼らが自己という物語、「私」という全体性を追いかけるのをやめているのだとすれば、それはやはりかなり奇妙なことではないだろうか。われわれの知っている青年期というのは、「自分らしさ」という全体に向かって煩悶する時代ではなかったのか。

何かがおかしいという感触は今ではどこにでも転がっている。しかし、何がおかしいのかについてははっきりと特定できない。これまでだれもが「あたりまえ」と信じて疑わなかったこと、世の中の自明性が薄れつつある。自明と思っていても、次の瞬間にはすべてに懐疑的にならざるをえなくなる。あるいは疑問を抱くための基盤そのものが揺らいでいる。そんななかで彼らは「小さな物語」のなかに没入して「小さな幸せ」に安住しようとしているだけかもしれない。しかし物語が次々と断片化していくなかで、足場が崩れていくのを止めようがないというのは彼らにしても同じではあるまいか。

2　心、そして／あるいは「私」

人の心はどうなっているのだろうか。いっこうに答はみえてこないばかりか、どこから切り込んでいけばよいのかもはっきりしない。こういったテーマに関しては哲学者のように、あるいは社会学者のように問いかけるのも悪くないであろう。しかし込み入った議論によって、かえって臨床への通路がみえなくなるのでは意味がない。

　本書でめざすのは、現代人の心を解くための明確な観点、今後の議論につながっていくような里程標である。しかしそうかといって自然科学者のように、ただ観察者として客観的に対象に向かおうとしているわけでもない。臨床の領域でそんなことを試みると、もっと高い壁に突きあたることにもなりかねない。今の世の中には脳と心を無造作に混同するような言説があふれているし、自称「心の科学者」もあまたいるが、彼らの言葉に耳を傾けてもいっこうに「心の情景」はみえてこない。わけても私が不満に思うのは、彼らが心について語るとき「人称を外したところに心というものは存在しない」という出発点を外していることである。「あなたは……」というかわりに「あなたの脳は……」あるいは「脳というのは……」といったスタイルでしばしば彼らは語る。心をめぐって、そういった言説がまかり通ること自体が、いかに彼らが方法論に無頓着であるかの証拠にもなる。

　たとえば対象が「身体」であるならばそんなことを考えることもないであろう。われわれはプレパラート上の肝臓の切片がだれのものなのかについて意識しないでいいし、科学的に思考するためにはそんなことはむしろ背景に退いている方が望ましい。実証科学がめざしているのはあくまで普遍的法則であり、問われているのは肝臓一般だからである。いうまでもないが、肝臓は私から切り離されてしまっても肝臓であることにかわりはない（私の肝臓でなくなっても、肝臓としての形態と機能は失われない）。

ところが心にかぎっては、事情はまったく違っているのである。心は私から切り離された途端に心（精神の働き）であることをやめてしまうし、そもそも「だれのものでもない心」（あるいは意識的主観）といったものを想定することさえできない。だれかがそこにいるから心がそこにあるのである。あるいは「だれかがいる」ということが「心がある」ということに他ならない。仮に心を身体から切り離すことができるにしても、そのとき切り離されるのは残りの身体全体の方である。

私の心はそれが心として存在するかぎり、「私の」という人称を逃れることができない。「心がある」ということは「（他ならぬ）この私」がいることとほとんど同義である。そして「他ならぬ」という性質、「他のだれでもない」ということによって、固有名の必然性があらわれる。現象学や発達心理学の知見からしても、心が「他者ならぬもの」ないしは「他者にとっての他者」として（構造的にも発達論的にも）生成するということは明らかなのである。

「私の肝臓」というのと同じように「私の心」というのが少しおかしいということに気づくであろうか。「私の」という部分を切りとってしまうと、心そのものもなくなるのであるから、少なくともまず心一般というものがあって「私の」がそれを限定修飾しているのではない。この場合の「の」という助詞は厳密には所属ではなく、同格を意味している（「私という心」とでもいうべきか）。人称とは心の本質属性であり、心とは「私が私であること」あるいは「彼が彼であること」を可能にしている何らかの働きにほかならないのである。

ところが実証科学は、人称を切り離し一般化されたもの以外、原理的に対象としては扱うことができないのである（詳しくは第一〇章を参照）。したがって神経回路の集合としての「私の脳」と「私の心」のあいだには簡単には拭えない認識論的なズレが存在する。これについてはもっと詳細な説明を要するであろうが、ここではとりあえず次のようにいっておく。すなわち自然科学とは「いつ・どこで・だれが」研究するとしても、同じ対象に同じ方法でアプローチするかぎりは必ず同じデータが与えられる、そういった極めて限られた条件（反復可能性）のなかでしか成立しない。心一般を論じようとすれば、サンプルとしての心はいつ・どこで・だれにとっても同じ対象として取り出される（一般化される）のでなければならない。「私の心」の「の」を所属の意味でとらえてしまうと、そのとき心（精神機能）は実体化され、もうそこに心一般というものが想定されていることになる。

ところが要素的な（一般化しうる）認知機能をいくらかき集めても心に到達するわけではない。くどいようだが私＝心が可能であるのは、「他者ではない私」という資格で、すなわち固有のもの、あるいは一般化できないものとしてそれが与えられるからである。心は「我－汝」（自己－他者）という差異性（関係性）を内に含みながら醸成してくるのであり、その起源からして、他者を「地」として浮かびあがった「図」なのである。「あなたの心」であるか「彼の心」であるかに関わらない心一般として抽出されるもの、そんなものが仮にあったにしても、すでにそれは心とは別の何ものか（たとえば個々の認知機能）にすぎない。そのことは、心が破綻していくとき、そこに他者性がどのように現れてくるのかを考えれば、いっそうはっきりするであろう。心を普通名詞のように扱えば扱うほど、あるいは上述のように脳と心を無造作に混同するとき、すでにもう心の本質からは遠ざかっている。

私が「他者ではない私」として成立していることから、心のもう一つの重要な性質、すなわち「私秘性」が派生する。他者の心をわれわれは直接観察することはできないし、心について語ることが可能なのは当の本人だけである。われわれはその情報を彼から聴き出さなければならない。百歩譲って彼の陳述内容を心的体験（という対象）とみなしてもいいとしよう（ヤスパース[2]がいうように、精神医学はそういう軛から離れることができない）。そのとき彼が自分の心を正しく内省できない人だとわかれば、その時点で伝達された内容は信頼に値しないものとして却下されなければならない。しかしこの場合の彼とはいったいだれであったのか。精神医学が草創期からテーマにしてきたのは、狂気に陥った人たちではなかったか。精神医学の文脈のなかでは、彼の抱く幻覚とは「まぼろし」のことであり、妄想とは誤った思考である。彼らにとっては幻覚や妄想は現実以上にリアルであるにもかかわらず、精神医学は病者が体験する彼らの現実には一貫して冷淡であった。彼らは現実を誤って認識する、現実検討識のない人たちとみなされてきたのである。

それにもかかわらず奇妙なことに（そしてずるいことに）、精神医学の症候学は彼らの語る心的現実に全面的に依拠してきた。いったい狂気に陥った人の語る体験内容を、どういう資格で科学的探究の対象とみなすことができたのであろうか。心的現象を科学的に解明しうるというならば、最低限、その対象設定においても厳密でなければならない（実は精神疾患のほとんどは対象としての要件をみたしていない。この点については後述する）。精神医学においては、その金科玉条とすべき診断クライテリアでさえまだ定まっておらず、概念の妥当性を欠いたままで数年ごとに次々と変更され続けているのである。脳科学や画像診断がいくら進歩しても根底に横たわるこの軛にはかわるところがない。

ちなみに狂気の学としての精神医学は一九世紀後半、狂気を自然科学的に規定しようとするクレペリン(3)の野望によって始められた。狂気はもともと文化や地域によって、あるいは個々人によって種々雑多な様相であらわれるものであり、まさにつかみどころのないカオスであった。狂気のまっただなかでは体験が体験として成立しなくなり、また私も私として機能しなくなる。人称の一貫性がなくなり、語るべき自己も行方不明になるのである。そこでは人間関係（医師－患者関係における伝達行為を含む）も成立しなくなってしまう。

統合失調症という病と向き合っている臨床家なら、だれもが次のことを知っている。すなわち、どんなに長くつきあっても統合失調症とは何かという問いに自信をもって答えることができる者など一人としていないのである。むしろ、つきあえばつきあうほど、その核となる部分（本質）がみえなくなる。そろそろ素直に認めてもいい頃であろう。要するに狂気とは、そのようにわれわれの側からの規定を永遠に外れ続けるものなのである。いつまで精神医学はクレペリンの固定観念につきあうつもりなのだろうか（泣けてくることに、現在の診断分類(4)は今さらながら「ネオクレペリニズム」という論陣をはっている)。

体験が無秩序に(予測不能な形式で)散乱している状態、したがって対象としての体裁をとらないもの、それがカオスというものである。しかしクレペリンはカオスのなかにも反復可能性(規則性)があるという大胆きわまりないドグマに頼って、精神医学をほとんど無理やりに自然科学として仕立てあげてしまった。狂気であっても「いつ・どこで・だれが」みても同じ対象としてあらわれるのだという、一度たりとも根拠の示されたことのない仮説、そのような幽霊仮説に二一世紀にいたる現在まで精神医学は依拠し続けているのである。狂気がどのような病態をさすのかが少しでもわかっていれば、「心の科学」などと無邪気にいうことにだれもが逡巡するはずである。

しかし人はこう思うかもしれない。精神科医や臨床心理士にとって狂気が重要であることは先刻承知しているし、そこでは人称そのものが問題になることも理解したつもりだ。しかし少なくとも多くの人たちは狂気に陥ってはいないし、自分には一貫性があると思っている。「いつ・どこで・だれが」私をみても、私は同一の人間としてみえているのではないか。人称を切り離さなければ、事象は一般化できないといえばそうかもしれないが、それでも人称というものはだれもがもっているのだから、少なくともそれについては普遍的現象として科学的に論じることができるのではないのか。心とは精神機能のことであろうが、精神機能とは究極的には脳の機能的側面のことであろう。それをまったく一般化できないというのは、やはりどこかがおかしいのではないか。

こうなると堂々巡りである。それでは、もう一度だけ注意を喚起しておくことにする。心の障害の極北が狂気であることに同意しない人はいないであろう。では、狂気において障害される精神機能とは何だというのか。たとえば専門家であれば、実行機能や手続き記憶、あるいは選択的注意の問題などを持ち出すかもしれない。しかしそれらがいったい狂気の何を説明しているというのだろう。ここで問われていることは「Xがあれば狂気である」といえるような、定義として示されるX（精神機能の障害）である。いくつかの認知障害があれば認知症とはいえるかもしれない。あるいは、妄想や幻聴には何らかの認知障害が伴われるといったデータも蓄積している。しかしどこを探しても、あるいは個々の認知障害（すなわち脳機能の障害）をいくら寄せ集めても、狂気に到達するという可能性が示されたことは一度たりともない。およそ定義づけられない対象は自然科学の対象とはなりえないのである。

それでは「私という機能」の不成立が狂気であるのかというと、そうともいいきれない事情がある。「私」というのは自己 - 他者という関係性をすでに内包しているのであり、何らかの局在させうる機能ではないからである。狂気と同程度に「私」という対象もまた対象としての要件をみたしていないのである。もしあなたに実証主義的な思考法の外に出るという用意がないのであれば、いくら議論を重ねても堂々巡りは避けられないだろう。まだあまり気づかれていないことであるが、そういった実証主義的な曲解の背後で、今「同一性の神話」が急速に失われつつあるのである。「いつ・どこで・だれが」私をみても、私は同一の人間としてみえているという人称の一貫性は、この時代に生きる人にとって、もはやそれほど確かではなくなっているのである。

実はこのようなことを長々と説明せざるをえないのは、現代人の心を理解しようとすると、アイデンティティーが瓦解に瀕している現場を避けて通ることができないからであり、そのことは本書の主題とも切っても切れない関係にあるからである。すなわちアイデンティティーが崩壊しつつあるということは、心＝私の一貫性が疑わしくなっていることを意味しており、その点は実証主義的には、原理的に解き明かすことができないことなのである。そればかりか、逆にそういった状況の全体が、心＝私さえも対象として扱おうとする現代的傾向によって導かれている可能性さえある（この点についても後章で再論する）。

さらにいえば狂気の問題にしても、それも「ふつうの人」にとってそう無縁とはいい切れなくなっている。少しでも精神科臨床の現場をのぞいてみれば、いかにそこでボーダーレスの時代が始まっているのかがわかるであろう。もしあなたが今後も「自分はいつも正気である」「人格が多重になるというのはオカルトにすぎない」などと主張し続けるとしたら、いずれあなたのような人は少数派になっていくと請け合ってもいい。自分とはいったい何者なのか、こういった問いがあちこちで噴出し始めている。そういった心の情景が、もうわれわれの身近なところにまでせまっているのである。

さて、われわれは出発点に戻ってきた。心は今どうなっているのであろうか。この問いが実証科学の守備範囲を越えているとすれば、いったい何を手がかりに、どこに向かって問いかけていけばよいのであろうか。問わなければならないことははっきりしているが、問いかける対象も方法も定まらない。いくつもの入り口があるが、なるべくわからないことを素通りすることなく話を進めていくことにする。

注

（1）エリクソン『自我同一性――アイデンティティとライフ・サイクル』（小此木啓吾ほか訳、誠信書房、一九七三年）。
（2）ヤスパース『精神病理学総論　第五版』（内村祐之ほか訳、岩波書店、一九五三年）。
（3）クレペリン『精神分裂病』（西丸四方ほか訳、みすず書房、一九八六年）。
（4）アメリカ精神医学会『ＤＳＭ－Ⅳ――精神疾患の分類と診断の手引き』（高橋三郎ほか訳、医学書院、一九九五年）。その後ＤＳＭ－Ⅳ－ＴＲ（テキスト改訂版）が二〇〇〇年に出版されたが、診断クライテリアに手は加えられていない。

第二章　豹変する心

1　恐るべき事件

日常のなかに突然あらわれてくる得体のしれないもの。一つひとつは取るに足らない偶然のようにも思えるが、よくよく目を凝らすと、そこにはこれまでになかった予兆らしきものが見えてくる。そういった兆候を見逃さないことが何よりも大切であろう。

少し前（二〇〇七年）のことになるが、「またしても」と思わせる事件が耳に飛び込んできた。「警察官の父親の首を斧で切りつける……一六歳の女子を殺人容疑で逮捕」。こういった事件は今ではもう特別のものではない。もう慣れっこになってしまった感さえあるが、しかしこの手の唐突な事件を前にすると、いつもながら次のように問わざるをえなくなる。いったいこれは計画的犯行なのか、それとも短絡的犯行なのか、彼女にはどんな動機があったのだろうか。いや、そもそも動機といえるものがあったのだろうか。「父親には女性関係があった」「両親は不仲であった」などという記事をみつけるが、それだけでは娘が父親を殺害する動機としては不釣合いであろう。同じような家庭の事情はどこにでも転がっている。なによりも彼女は犯行にいたるまで「ふつうの高校生」、あるいはむしろ「礼儀正しい子」とみられていたのである。しかし凶器の斧は犯行の一週間前にホームセンターで買ったものらしい。もし彼女がどこにでもいるふつうの子であったならば、その彼女がもんもんとしながら平然を装って殺害のチャンスをうかがっていたというのだろうか。

犯行は午前四時すぎに行われたという。そのとき彼女はパジャマではなく、まるで葬送の儀式のように黒いワンピースに身を包んでいた。このことは犯行が明確な殺意に促された「計画的」なものであったことを物語っているようにみえる。しかしそれ以上に気になるのは、その様子には何かしら戯画的な印象がつきまとうことである。ひょっとすると彼女は自分が作り出した何かのファンタジーのなかに迷い込んでいたのではないだろうか。

事実、彼女は犯行後のことを少しも考えていなかった様子である。警官がかけつけたとき、返り血をあびたままの姿で彼女はその場に突っ立っていた。あるいは彼女にとっては自殺でもよかったのかもしれない。ただし顔にあびた返り血だけは洗面所できれいに洗い流していたという。どこか平然としているようにも思えるエピソードである。やはりエピソードを辿っていっても、どこかすんなりと一つのストーリーにまとまっていかない。何かしらちぐはぐな点が残ってしまう。

蛇足ではあるが、未成年の事件については、加害者の心境を公開の場で議論に供するという道は原則としては（少年保護という理由で）閉ざされている。それが適切かどうかはともかくとして、凶悪犯についても倫理上の配慮から鑑定医が情報を公開することは原則としてはできない。この事件についてもいえるが、専門家として何かを語りうるとしたら、逆に私がメディアからの情報以外には何も持ち合わせていないからである。しかし後にも述べるが、この手の事件を耳にすると、われわれにはどうしても他人事としては通れないものが残ってしまう。実は、日々の臨床のなかで、その印象が彼女とダブってみえる症例に毎日のように遭遇しているからである。

そのことをふまえて再び事例に戻ることにしよう。これだけの材料から専門家なら何をどのように推論していくのか。「父への憎悪」「父の女性関係」「両親の不和」など、ここで集められた情報のほとんどは、世間のどこにでも転がっていることはすでに述べた。それらは特別とはいえない（非特異的な）事象の寄せ集めである。残虐な犯行、しかも唐突で奇異にみえる方法による父の殺害以外には、彼女に「特異的」といえる点をみつけることはできない。唐突な犯行とそれまでの彼女の間に横たわる隔たり、その隔たりを埋める「物語」、あるいは背景にある彼女の心的構造とはいったいどんなものであろうか。

順を追って考えてみよう。まず初めに浮かぶのは神経症（そしてエディプスコンプレックス）からの解釈である。たとえば次のような推論は可能だろうか。彼女が父を殺害するとすれば、そこには父に対する強い愛着がなければならない（憎悪は往々にして激しい愛着の裏返しである）。おそらくは幼児期に父の愛情をめぐる母や姉妹との葛藤が生じ、そして彼女がいったんは勝利者になったに違いない。彼女のファンタジー（心的現実）の中では両親の冷淡な関係は、その結果として映っていたことであろう。そしてその後も増幅していく「強い父」への愛着。思春期になっても彼女はそこから離れることができず、そのことが自由な異性関係の妨げになったに違いない。長く続いた父への愛着と忠誠、しかしそれにもかかわらず、そこに突然発覚した父の裏切り――下衆の勘ぐりと思われるかもしれないが、精神分析とはまずはそういった家族物語を辿っていく作業である。

ところがこの物語はすぐに壁につきあたってしまう。たとえば「母や姉妹も父に不満をもっていたのに、平静を装う家族関係が許せなかった」といった彼女の供述。中でも「平静を装っていた母」への不満を語るのはいかにもおかしい。エディプスの物語では「家族の崩壊」のテーマはそういった形では表現されないはずである。心的現実のなかでは、もともと「父に愛着を持つこと」（すなわち母に敵意をもつこと）によって家族を分断したのは彼女自身である。こういった場合に表れるのはむしろ母に対する自責であり、家族の平和が守るべきものであったなら、まさに彼女も父と同罪のはずである。それに「昔から両親が不仲で諍いが絶えなかった」という情報を信じるならば、家族関係というテーマが、今改めて父の殺害と結びついてくる必然性はないであろう。

そもそも異性である父が「嫌悪すべきもの」、あるいは穢れにみえてくるというのは、思春期の女性にはありふれた現象である。「父が穢れている」のであれば、ふつうに彼を嫌って遠ざかっていればいい。それでは、それがしばしば不可能になる状況、たとえば彼女が身体的虐待や性的虐待の被害者であったという仮説はどうであろうか。そういう仮説も完全には消し去ることはできない。しかし、もしそうであるならば、虐待というテーマそのものが直接に話題の中心に浮かびあがってくるはずである。フラッシュバックするトラウマは加工されずに生のままで回帰するからである。虐待の事実が大きいのであるならば、「平静を装う家族関係が許せなかった」といった表現はまた異なる意味をおびることになる。しかし状況からみて、そこにそのような迂遠さが含まれているとは考えにくい。

抹殺しなければならないほどの穢れというからには、何がそこにつけ加わらなければならないのだろうか。明らかに家庭に問題を限局することには無理がある。そこにはもっと汎化した切迫感、たとえば放置すると自分も世界も含めたすべてが穢れに満たされてしまうのではないかといった魔術的思考があったのではないか。しかしそういった穢れに対する恐怖が生じていたとすると、やはりどうしても父との強い一体化（投影あるいは同一視）がなければ説明がつかない。穢れが父の中にだけ局在しているのなら彼女はそこから遠ざかることができるのであって、切迫感がそのように強くなることはない。抹殺しなければならなかったのは、父が彼女の似姿であり、したがってそれが彼女自身の穢れでもあり、結局両者は同じ穴の狢だからである。その場合に限っては、殺害による以外にそれを遠ざけることができないと思い込むこともまんざらありえない話ではない。思春期につきあげてくる攻撃衝動や性的衝動、それらは往々にして穢れとして否認されるが、分離個体化が成し遂げられていないときには、身近な他者へと投影されやすいのである。そして自らの穢れが投影された相手が往々にして攻撃の対象となる。

しかし、もし彼女のなかに父との未分化な状況、あるいはそのようなメカニズム（投影同一視）が働いていたとするならば（それは、しばしば境界例などの人格障害において観察されるものである）、もっと他の対人関係にも日頃から不安定さが認められてしかるべきである。つまり彼女は「ふつうの子」ではいられなかったはずである。しかし、彼女が日頃から他者への攻撃性のコントロールに苦労していたというエピソードはほとんど伝わってこない。ついでに付け加えるならば、一般に女性の場合、そういった形の同一視は、同性の親との間で生じるものであり、そこには相手を操作して振り回すようなわざとらしさが伴われるのがふつうである。彼女はこの点でもやはりピッタリこないのである。

唐突な逸脱行為の要因として、もう一つ忘れてはならないのは「解離」というメカニズムである。確かに彼女の行為はいつもの彼女からはあまりにもかけ離れたもの、周囲の理解を遥かに越えるものであった。それまでの彼女の生活史とは別のところで、解離した物語が作動していたのではないかと疑いたくなる。別の物語といえば、彼女は奇妙なファッションに身をつつんでいた。わざわざ犯行の道具として、斧を用意したというのも気になる点である。「本当はギロチンにかけたかった」と語ったという不思議な情報もある。中世の処刑道具であるギロチン、それにゴスロリ風のファッションとくると、たとえばゲーム世界のキャラクターとの空想的一体化が解離の契機となったのではないかと疑いたくなるであろう。実際、そういった症例の報告が最近増えていることも確かであるが、これについても残念ながら情報不足である。少なくとも彼女の断片的な供述内容を辿るかぎりは、明確な形での人格の解離は示唆されていない。それに、仮にそうだとしても、彼女の使用した道具だてには断片的な印象がつきまとってならない。やはり一つの物語（解離だから二つ以上でもいいが）には収斂していきそうもない。

精神科医や臨床心理士はつねに見立ての段階で、こういった風にマルチ思考を同時進行的にめぐらせてゆく。そして、たいていはそのどこかに診断的ニッチ（落とし所）が見えてくる。しかし彼女の場合、どのような観点を取ろうとしても、どうしても収まりきらない部分、どこかに矛盾点が生じてきて、犯行に及ぶまでの物語がみえてこないのである。与えられた材料のどこから切り込んでいっても、切り口はそのつど異なってみえてきて「導きの糸」がみつからない。診断的議論が決着に向かう感触がないのである。

このことを単に材料不足に帰していいものかどうかについてもわからない。仮に診断のための材料が満遍なくそろっていたにしても、このような症例からは曖昧な印象を払拭することができないことがまれではないのである。そして次のような疑問が残ってしまう。本当に彼女はふつうの人だったのだろうか。それにしても、最近になって彼女のような人に頻繁に出会うということはいったい何を意味しているのだろうか。

実をいえば、彼女については検討しなければならない診断名がまだ一つ残っている。どの物語にも収束していきそうもないときに、最近しばしば登場してくる診断名である。どこかチグハグで唐突な感じ、一つひとつが全体として収斂していかないような印象、家族に対しても通常の意味での愛着形成がみられない、といったいくつかの特徴が見出されるとき、われわれはアスペルガー症候群（ないしは特定不能型の広汎性発達障害）などの軽度発達障害を疑うようになったのである。唐突な犯行が発達障害にみられるチグハグな印象の延長上にあるのではないかという可能性である。それにアスペルガーには解離様の現象が伴われることがまれではなく、それがチグハグな印象によりいっそう拍車をかけることがしばしばである。

しかし一九八〇年に「再発見」されたこの新しい診断名は少々いわくつきである。そもそも診断クライテリアからして曖昧であるし、その本質が見えていないにもかかわらず、下手をするとまるで「わからない人」の代名詞のように、アスペルガーという用語だけが一人歩きするようになっているのである。「アスペルガー問題」については、もう少し先で詳しく取りあげることにする。

とにかくインパクトがこんなに強いにもかかわらず、物語の全容、彼女という人格の中核部分がどうしてもみえてこない。このような周囲を驚愕させるような事件は、犯罪の総数からみると明らかに例外的である。統計的には、このところ犯罪の総数は減少しているし、凶悪犯罪が増えているという証拠もない。確かに様々な見解が可能であろう。ふつうの人による犯行の報道が頻繁だからといって、メディアからの操作に惑わされてはならないといった声もあちこちで耳にする。しかし少なくとも「予兆」を云々するのならば、それは数の多寡ではないし、統計上の問題に帰することもできない。「何かただならぬ変化が始まっているのかもしれない」という予感はどうしても払拭できないのである。

この種の事件には例外的として片付けられない事情がもう一つある。それは若者の少なからぬ部分が、この種の事件を「自分と無関係」とは感じないということである。試みに、年齢的には彼女とそう離れていない大学生たちにこの事件の印象をきいてみた。さまざまな質問を交わし、あるいは簡単なアンケートをとっていくなかで、「この少女の気持ちが何となくわかる」という学生が全体の半数近くを占めていることが明らかになった（「よくわかる」と答えた学生も少数ながらいた）。しかし動機については、やはり彼らのほとんどがわからないと答えるのである。それにもかかわらず、多くの学生が、彼女に共感に近いものを抱くのはどうしてであろうか。考える対象を犯行ではなく「突発的自殺」の方にシフトさせてみると、共感の度合いはさらに高くなる。今どきのふつうの青年たちの目には、この種の突発的事件は思うほど「意外なもの」とは映っていないのである。

次のように考えても、それほどの飛躍はないであろう。すなわちこの種の突発性の背景には青少年の心理一般の変化があり、動機のない犯行や自殺といった事件は、むしろ海面下に潜伏している氷山の存在を暗示しているのではないか。ふつうであるということとの枠組に、何らかの無視できない変化が生じているのである。青年に限らず、多くの人にとっても、この種の事件は「特別な事件」ではなく、「またもや」あるいは「やはり」と思わせるところがある。

犯行がふつうからの逸脱であるかぎり、もちろん行為に及んだ瞬間から彼女はふつうの人ではなくなってしまう。事件を知っているかぎり、だれも彼女のことをふつうと呼ぶことができなくなる。

しかし行為に及ぶ以前、彼女は確かにふつうの子ではなかったのか。ふつうから異常へと突如として転身したなどということがあるのだろうか。世間に与えるインパクトという側面からも、突然の豹変の意味についてもう少し辿っておく必要があるだろう。

2　ふつうと異常のあいだ

素直に次のように考えればいいのにと思うかもしれない。彼女がふつうであったなどといえるはずがない。とんでもない事件を起こしたのだから、はじめから彼女にはどこか異常な部分があったと考えるのが自然であろう。彼女はただふつうを装っていただけなのであって、もともとふつうではなかったはずである。その証拠に一週間前から彼女は斧を準備していたではないか。だから事件の一週間前には、彼女が異常だったということを認めないわけにはいかない。少なくとも事件の前に、彼女がふつうであったという仮説は崩れるわけだ。それを詭弁だとはいわせない。一週間前であろうが、一年前だって、あるいは三年前だって同じことである。おそらくしっかりと辿れば「異常の芽」がみつかるに違いない。要するに探求が足らないだけのこと、あるいはこの種の事件では、そこまで踏み込むことが難しいということにすぎない。

そういった断罪をきくと、私には、聖書のなかに登場する「『毒麦』のたとえ」が思い浮かぶ。

イエスは、別のたとえを持ち出して言われた。「天の国は次のようにたとえられる。ある人が良い種を畑に蒔いた。人々が眠っている間に、敵が来て、麦の中に毒麦を蒔いて行った。芽が出て、実ってみると、毒麦も現れた。僕たちが主人のところに来て言った。『だんなさま、畑には良い種をお蒔きになったではありませんか。どこから毒麦が入ったのでしょう。』主人は、『敵の仕業だ』と言った。そこで、僕たちが、『では、行って抜き集めておきましょうか』と言うと、主人は言った。『いや、毒麦を集めるとき、麦まで一緒に抜くかもしれない。刈り入れまで、両方とも育つままにしておきなさい。刈り入れの時、「まず毒麦を集め、焼くために束にし、麦の方は集めて倉に入れなさい」と、刈り取る者に言いつけよう。』」（マタイによる福音書13 24－30）。

実を結ぶまで、あるいは収穫のときまで判断を保留しなければならない。事件をおこさないかぎり、その者が「正しい麦」なのかどうかはわからない。ただ悪い実は、毒麦の種からしか生じないにきまっているというわけである。しかし、少なくともわれわれは終末のときまで待っていることもできない。本書でめざしているのはあくまで予兆をいかにして捉えるのかということであった。

「もともと彼女がふつうではなかった」という人にきいてみたいのは、それではあなた自身は「毒麦ではない」といいきれるであろうかということである。もし「私は異常ではない」というのであれば、それでは「殺したいと思うほど、人に憎悪を抱いたことはないのか」ときいてみたい。

「そんなことは一度たりともない、空想したことさえない」というなら、それこそあなたは少し異常かもしれない（攻撃性の抑圧が過剰ではないかと思われる）。たいていの人は次のようにいうであろう。「空想するだけならば、だれにだって少しくらいはあるのではないか。でも実行しようとしたことはもちろんないし、今後もおそらくないと思う」。

その通りである。それ以外に正解はありえないのである。たとえ一〇年前から綿密な殺害計画を立てていたにしても、実行を思いとどまればあなたは異常ではない。そもそもふつうであるか否かというのは、もともと社会的な規定にすぎないのであって、周囲からみてふつうにみえていれば、その人はふつうに違いないのだ。心の奥底まで自分のことをふつうであるといいきれる人がいるならば、その人こそがどこかおかしいのである。ふつうを装うことができるということ、それ以外のどこにふつうの定義というものがあるだろうか。

こういう展開になると、社会に害悪を及ぼさないことがすなわち心が悪でないことである、といった短絡が心配になる。話がそれるが、ここで多くの精神科医がクリニックを訪れる人々に抱いている不思議な印象について付け加えておきたい。それは、クリニックを訪れる人たちが心理的に悩んでいるのは事実であるにしても、彼らからは少しも悪の臭いがしてこないということである。ほんの少しの例外を除けば、彼らのほとんどがどうみても良心的あるいは純粋な心の持ち主である（たとえば統合失調症やアスペルガー症候群の人たちのなかには、嘘をつける人は原則としていない）。それとは反対の極、つまり純粋さの対極である底意地の悪さ、二枚舌、自己欺瞞、狡猾さ、あるいは残酷さといった性質は圧倒的にふつうの人の属性である。むしろ自らの性格のなかにそういった邪悪さ、あるいは少しばかりのカオスを持ち合わせていない人たちが往々にしてストレスへの脆弱さを示すのである。井戸端会議の情景を思い浮かべると手っ取り早いかもしれない。そこに悪意を含んだ噂話が少しも忍び込まないということを想像することは難しいであろう。ふつうを装うことができるかどうかというのも、虚偽や二重性をいかに自分の中に含みこむことができるかどうかに関わっている（実際にほとんどの患者が井戸端会議を苦手としている）。少しばかりの悪がふつうの条件になっていることははっきりしている。要するにふつうの人とはそういった自らの悪に、あるいはそれに伴われる罪悪感にあまり頓着することのない人たちである。井戸端会議のなかで彼らはそれを無邪気に放出しているといってもよい。

話を戻すと、犯行などの異常行動をみた場合、われわれは暗黙のうちに「どんな行為にも動機があるはずだ」「異常な行為を起こすのは異常な人である」などといった前提からスタートしてしまう。いわば毒麦のロジックであり、司法的な関心もまずそこに集中する。それゆえ、いくら探してもこれといった動機が見つからないときには、「どこかに異常が隠されているはずだ」という推測のもとに専門家による精神鑑定に託され、「毒麦の種」の探索がはじまるわけである。しかしどういうわけか、そういった異常探しが迷宮入りすることが、最近になってあまりにも頻繁になっているのである。

図２‐１に挙げたシェーマ（説明図式）をじっくりと眺めていただきたい。もし動機（心因）と

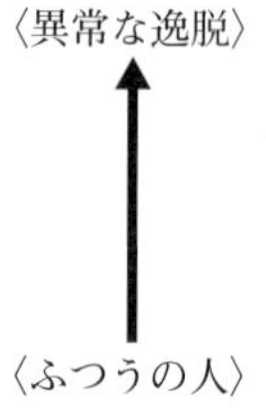

図2-1「ありえないシェーマ」

いう外からのファクターがみつからないならば、これは「ありえないシェーマ」になってしまう。異常な逸脱（ふつうではないこと）がふつうから生じてくることはありえないというわけである。「ふつう」とは、定義上は異常が排除された状態にほかならない。ふつうの人とは異常ではない人のことであり、そして異常かどうかがどう定義されるかといえば、前述のように、そこには「異常な表現（行動）をとらない」という基準以外ないのである。「表現されない異常」といっても意味をなさないのである。現在の精神疾患の分類（DSM-Ⅳ）をみてもわかるように、ある人が異常（disorder）であるかどうかの判断は、当人が「社会的に不適切な行為や態度を示すかどうか、あるいはそれを思い悩んで日常の妨げになっているか」にかかっている。たとえ幻覚や妄想をもっていても、あるいはどんなに残酷な空想にとらわれていたとしても、彼が表面上、平均的な社会生活をおくっており、彼自身もそれほど違和感を覚えていなければ彼は異常とはいえない。

3　疾患は犯行を説明しない

それでも何か騙されているような気がするかもしれない。ここで議論していたことは、心、すなわち彼女の内面がふつうかどうかというテーマだったはずではないか。たとえ内面がどんなに異常な想念に満たされていても、それが表面に表れなければふつうであるというのは、だれが考えてもおかしなロジックではないか。

これを奇妙なロジックだと感じるのは、その背景に「AならばAであり、非Aならば Aではない」という実証主義の公理（同一律）が働いているからである。毒麦が収穫されたならば、蒔かれたのは毒麦の種であったに違いないのであり、「Aから非Aが生じる」ということはありえない。このロジックに従えば、異常な心理状態からのみ、異常な表現（犯行など）が発するのであって、異常に走った者の心がふつう（正常）であったのか、それとも異常をきたしていたのかといった問いかけ自体が馬鹿げていることになる。やはり「鑑定医よ、しっかりしてくれ」というしかないのではないか。異常行動を説明する心的原理や脳の状態を探求するのが彼らの仕事ではなかったのか。

ところが、やはり精神医学や心理学の専門家がいくら頭をひねっても、どうしても異常の種がみつからないといった症例が明らかに増えているのである。そして「同一性の神話」に疑問の声があちこちであがるようになった。いくらさぐっても明らかな動機はみえてこないし、彼らに従来の精神医学の見立てを試みようとしてもうまくいかない。何らかの異常があったという証拠が見つからないのである。このことはどうも精神医学や臨床心理学の怠慢というだけではないようだ。

そういう意味では、かつて愛知県で生じた高校生による主婦殺人（豊川事件）などは、われわれにとってはまさに象徴的ともいえる事件であった。犯行に及んだ青年は「人を殺すという体験をしてみたかった」と語ったという。例によって彼も礼儀正しい、ふつうの青年であった。何がふつうの青年を残忍な犯行に走らせたのかと彼を知るものは一様に驚き、首を傾げてしまった。動機といえるものはまったく見当たらず、「部活が終わって何もやることがなくなったから」などと語ったとも伝えられる。おそらく彼を知る多くの人は思ったであろう。彼がふつうでなかったというのならば、大多数の青年はふつうではないということになってしまわないであろうか。

もしも犯行前、彼が本当にふつうだったのであるなら、それほど周囲を不安にさせることはない。ふつうの人が動機もなく犯行に走るとしたら、どうしてわれわれは隣人を信用することができるだろう。説明がつかないこと、「わからないこと」は人を不安にする。それに「なぜ殺したのか」という問いに対して「人を殺してみたかったから」という答が返ってきたというから絶句してしまう。われわれをからかっているのかと疑いたくなるが、彼のなかにそんな様子はうかがえない。前述のように、だれにでも「殺したい」と思う瞬間があるにはある。しかし、そこには「汝殺すべからず」という抑制が自然に作動してくるのである（相手のまなざしをみながら殺すことはできない）。「殺したかったから」という回答は「汝殺すべからず」を知らない人からでなければ出てこない。驚くべきことは、彼がそれを動機の説明として語ったらしいことなのである。そのことは彼が動機という用語を十分理解していないこと、あるいは、「汝殺すべからず」というだれもが持ち合わせている自明性が彼には欠如しているということを意味しているのである。

しかし、人は理にかなった説明を求めたがるものである。つまるところ裁判とは因果関係をたどる作業にほかならない。例によってこの症例でも鑑定医の意見は分かれることになったが、N大学の鑑定グループはここで「アスペルガー症候群」という診断名を持ち出してきた。そして法廷ではこの診断名は喜んで受け入れられたという。かくして「ふつうにみえる人が犯行に及んだ」→「彼はアスペルガー症候群であった」というシェーマが一般に受け入れられた。そしてそれ以来、あちこちの鑑定場面でこの診断名が用いられるようになったのである。

ところで「アスペルガー症候群」→「奇妙な犯行」というこの矢印は何を説明しているのであろうか。第一にアスペルガーというのは、必ずしも何らかの病的状態（正常から劣った状態）を意味してはいない。アスペルガーというものがどういった心理状況をさすのかについては後章で詳述するが、たとえアスペルガー傾向をもっていたにせよ、ふつうの日常生活をおくっていれば、彼は紛れもなくふつうの人である。アスペルガーの人たちは不器用であり、「空気が読めない」ことが多いが、なかには過度に真面目な人もいれば、特異な才能をもっていて世の中に貢献している人も少なくない。そしてごく稀には（健常者と同じように）犯罪に陥る人がいるというだけの話である。要するにアスペルガーとは異常から健康、稀には天才といえる人まで広く分布するスペクトラムを形成している。アスペルガーが犯罪親和的であるというデータが示されたことはないし、今後も決してないであろう。

精神鑑定において責任能力（是非弁別能力）の判定をめぐっては、疾患が犯行にどの程度の影響を及ぼしたのかが争点になるが、行為に至るメカニズム（因果関係）については期待されるほどの言明がなされるわけではない。(1) 世間には疾患によって犯行が因果論的に説明されるといった先入観が流布しているようであるし、異常な行為をみた場合、どうしても専門家に動機の説明を求めてしまうものである。しかし統合失調症が反社会的、犯罪親和的でないのはアスペルガー症候群とまったく同様である。仮に被害妄想、ないしは幻覚によって犯行が促されたようにみえるにしても、その多くは因果関係の外に置かれている。(2)「統合失調症だから犯行に至った」と信じることは、不可解からくる不安を軽減させる一定の効果はあるかもしれない。しかしそれは同時に、偏見を増幅させるレトリックでもあることを忘れてはならないであろう。

結局、アスペルガーや統合失調症などの精神医学の診断名は、動機のわからなさを説明することはあっても、動機にかかわるような説明原理を提供するものではない。それにもかかわらず、診断名というものは精神鑑定という場でわからないことを、さもわかったかのように説明してしまう恐れがある。病名は往々にして「毒麦の種」のように扱われてしまうのである。少し前までは「わからないこと」の代表は統合失調症（精神分裂病）であったが、今ではアスペルガーがこれにとってかわろうとしている。しかし今後はそのようなレトリックの未熟さが暴かれていくであろうし、当然ながら、その倫理性が問われるようになるであろう。何よりも、そういったラベリングでは追いつかないような状況があちこちで噴出しているのである。

再び、豊川事件に話を戻してみる。ここで犯行前に何かの幸運で専門家が彼を診察する機会があったと仮定してみよう。もしそういう幸運があったとしても、おそらくほとんどの精神科医が彼にアスペルガー症候群という病名を付与することはできなかったと推測しうるのである。確信をもっていえるが、前もって精神科医がアスペルガー傾向に気づいたとしても、診察した精神科医が彼を異常とみなすことはなかったであろう。ましてや、彼自身が表明しないかぎりは犯行を予測することなど絶対にできなかったはずである。

そのことが何を意味しているかわかるであろうか。結論をいってしまえば、要するに鑑定医が彼をアスペルガー症候群と診断することができたのは、「彼が残虐な犯行に走ったから」なのである。つまり犯罪という社会的逸脱がなければ、彼にその診断はつかなかったと思われるのである。正直にいって「犯行に至る前、彼は正常だったのだろうか」という質問に明確に答えられる精神科医は一人もいない。一方で、診断が「彼が異常行動に走った」という事実を前提にしなければ下されなかったことはほぼ確実であり、単純明快なのである。「彼は犯行に及んだ。ゆえに彼はアスペルガーと診断された」のであって、「彼はアスペルガー症候群だった。ゆえに犯行に及んだ」といった因果関係についてはだれも言明できないのである。

「そんな馬鹿な」という人がまだいるかもしれない。鑑定とは「犯行の原因として、そこに精神疾患が関与したか否かを問うことではなかったのか」と。そうでなければどうして裁判官は鑑定結果を判断の材料にすることができるというのか。それでも次のようにいうほかないのである。確かに「もし彼がアスペルガーでなかったら犯行には至らなかったであろう」ということはできる。しかしそれは、たとえば情欲が絡んだストーカー殺人において、「もし彼が彼女と出会わなかったら、彼女を殺すことはなかったであろう」というのとさして変わらない。もちろん彼女を知らなければ彼は殺すことはできなかったであろう。しかし「彼女と出会ったこと」が殺人の原因であると考える人がどこにいるであろう。

4　それは予兆かもしれない

もう一度、先のシェーマに戻っておこう。ふつうのなかからふつうではないものが出現するといった突然の反転は何を意味していたのであろうか。そこに何らかの病名を当てはめようとしても、そういった試みは失敗してしまうか、あるいは仮にうまくいったにしても、それによって毒麦探しに成功するわけではない。そうかといって、ふつうのなかに逸脱の芽が潜んでいるといったところで何かを説明したことにはならない。

突発的犯行といっても、何をもって突発的というのかがはっきりしないし、そういった事例の増加を示す確かなデータもない。今後増えていくことを予言したいのでもない。それにもかかわらず「こうした事件を他人事だと思ってはならない。あなたの身近にも同じようなことが起こるかもしれない」というのは間違いではないのである。それはその種の犯行が治安の悪さや明らかな人格異常（反社会性）をベースとして生じるのではなく、何気ない日常のなかからも、すなわちふつうという土壌からもふっと湧いてくるからである。いつ、どこから、どのようにしてそれが生じるのかが予測できない。その限りにおいて、それは他人事として済ますことなどできないのである。

念のためにいっておくが、異常な人、すなわち「ふつうではない人」が増えていることを問題にしたいのでもない。そうであれば異常をどうやって治療するか、あるいは排除するかという問題になる。しかし、これはもう「外部から」何らかの異変がふつうの人を襲っているということではないのである。ここで問われているのは、異常がそこから出てくるようなふつうとはいったいどうなっているのかということである。要するにふつうの人が異常な行為に走るとしたら、すでにふつうの定義そのものに抵触するようなことが生じているのである。

なぜそこに予兆をみるのか。ここで重要なのは頻度や統計上の確率ではない。そこにこれまでにはみられなかった質的変化があらわれているということである。ふつうと異常があたかもメビウスの環のように交叉し、裏と表がどこでどのように入れ替わるのかが予想できなくなっているのである。ふつうのなかから、すなわち何気ない日常から異常な逸脱がふいに出現するのだとしたら、それは「ふつうであること」の自明性が失われているのである。「ふつうであること」に亀裂が入っているのだとしたら、それはもう逸脱を犯した人たちに特化できる問題ではない。ふつうの人のあいだにも、同じような事態がウイルス感染のように潜伏しているかもしれないのである。

もともと「得体のしれないもの」というのは、妖怪やもののけのように日常世界の外からやってくるのが相場であったが、それがこの頃はわれわれのすぐ隣からでもふいに姿をあらわしてくる。メディアでとりあげられるような犯行のことをいっているのではない。たとえば、それが昨日まであたりまえに生活していた隣人のあまりにもあっけない自殺であっても、温和にみえる教師の奇妙な性的逸脱であっても、あるいはふつうの少年たちによる残酷きわまるようないじめであっても、とにかくそういった逸脱のなかにメビウスの環が見出されるとき、そこにはやはり得体のしれないものが垣間見えているのである。そういった心の豹変、あるいは突然の反転には、行為に見合うような動機が欠けている。さしたる抵抗もないままに境界線はふいに破られてしまう。「ふつうの人ならばふつうである」、すなわちAならばAであるという同一律が破られているのである。

今日、豹変の可能性は潜在的にはかなりの勢いで裾野を拡げつつある。いつ、だれかの心が豹変してしまうかもしれない、そういう可能性が排除できなくなっているといっても決して誇張ではない。突発的な犯行はそうした構造を探るための格好のモデルを提供しているにすぎないのである。仮に人目を引くような派手な側面を差し引いても、日常世界の背後にうごめく「得体のしれないもの」はもう抜きさしならないところまできているとみるべきであろう。

そして今、われわれは次のように問わなければならなくなった。いったい、いつまでわれわれはふつうで居続けることができるのであろうか。あるいはふつうであり続けようとすべきなのであろうか。いやそれ以前に、いったいわれわれは自分がまだふつうでいると思っていいのであろうか。

このような現象は時代の変化、人間の心的構造のモードチェンジの狭間であらわれた過渡的現象にすぎないかもしれない。世の中が次のステージへと踏み出しているにもかかわらず、われわれの精神構造がまだそれに追いついていないだけなのかもしれない。ただこのような変化を前にして「臭いものには蓋」といった態度をまだ続けるならば頑迷のそしりを免れないであろう。頻発する奇妙な事件を前にしても、まだ一部の評論家はその原因を家庭のしつけあるいは教師や親の資質のせいにするといった立場を変えようとしない。今のところ、それに代わる新たなシェーマが手許にあるわけではないにしても、いつまでも古い公式にしがみついていると、いずれ手痛いしっぺがえしをくらうことは目にみえている。すでに予兆を論じるには、少しばかり遅すぎるところにわれわれは立っているのである。

注

（1）精神疾患が本人の意思、行動の決定にどのように関わるかについてはそれを評価できるとする「可知論」と、できないとする「不可知論」が対立しており、現在は前者の方がやや優勢である。しかしその場合、評価というのが犯行の成立過程にどこまで踏み込んでいるのかについてはかなり疑問である。

（2）統合失調症の患者が犯行に及ぶことは例外的であるが、その場合にも疾患と行為の関連は（経験的意味での）因果関係で結べるものではない。たとえ激しい被害妄想がある場合でも、相手に反撃できないというのがむしろ統合失調症においては一般的である。その点については以下の論文を参照。大饗広之、武藤太（一九九八）「激しい他害傾向をともなう分裂病の精神病理——殺人および殺人未遂症例の検討から」臨床精神病理、一九巻、一八五－二〇一頁。

第三章　カオスの反転模様

一口に予兆とはいっても、それが暗示しているものの本質についてはまだ藪のなかであるし、自明な世界が崩れつつあるといっても、八〇年代以降に生まれ育った人たちにとっては、むしろ希薄な現実感こそが慣れ親しんできた日常なのかもしれない。だれにとっても自らが置かれている状況から距離をとるのは簡単なことではない。この章では心的状況の全体を俯瞰するのを助けるシェーマを一つ示しておくことにする。

1　三つの体験領域

心的状況の変化がドラスティックにみえてきたのはつい最近のことである。ほんの二、三〇年前までは、まだ人々の営みはリアルな感覚、あるいは揺るぎない自明性に裏打ちされていた。昨日のように今日が始まり、今日のように明日が積み重ねられていく。そして私と同じようにあなたも感じ、あなたと同じように彼らも感じている、だれもが共通の世界を生きているといった同型性、すなわち時間的、間主観的な連続性が疑われることはなかった。

もっとも日常世界が本当に途切れることない、ただノッペリと変わることのない連続性を意味しているのならば、それほど退屈なこともないであろう。だから秩序には「切れ目」がどうしても必要になるのである。伝承的共同体のなかでは、ふだん人々は堅い秩序のなかでたんたんと日々を過ごし、祭りという許された時にだけ一斉に日常を中断していた。祭りのなかで人々は非日常へと外出し、「聖なるもの」と一体になりながら、ほんの少しのカオスを体験する。そのことは日常の秩序を活性化するのに役にたつばかりではない。もし秩序のなかにとっぷりと浸かっているだけであるなら、われわれは世界を世界として認識することもなかったであろう。切れ目を通して秩序の外に出るからこそ、それを外部から俯瞰する視点が可能になり、われわれにとっての世界が立ち現れるのである。

一般には誤解されているようであるが、祭りというのはもともと平和な日常に属するものではない。それは生活秩序から外出するための装置であり、そこからカオスへと通じる扉はいつも少しだけ開かれているのである。「無毒化」されているとはいえ、かつてはこの国でも祭りのなかで死人が出ることがまれではなかった。裸祭りの熱狂のなかで男たちは性器を露出し、踊り明かされる夜には父のわからない種が宿されることも珍しくはなかったという。要するに一歩間違えば、祭りは恐ろしく危険なものにもなりうるのである。カオスの毒に日常の秩序が曝されないようにするには、祭りと日常のあいだに厳格な一線が引かれていなければならなかった。それは神聖な場所で区切られた時にだけ許されてきたのである。様々な儀式的な取り決めも、カオスの毒が漏出しないための枠づけであった。

それが今ではどうであろう。都市の日常はいつも俗化した祭りで満ちあふれていて、祭りそのものが日常になってしまったかのようである。祭りはいつでもどこにでもあって、それゆえどこにもなくなってしまったようである。メディアを通じて、子供の日常にさえも祭りモードは不用意に混入してくる。限定された非日常の時空間でとり行われるからこそ、祭りは祭りだったのである。そして祭りはそれ自体を目的とした、すなわち無目的的な活動であった。ところが、今では祭りは大衆化して営利目的に用いられる。すっかり日常の一部になってしまい、祭りとしての形態がもう崩壊してしまっているのである。

そうなると困ったことが起こってくる。祭りが本来もっていた媒介機能が損なわれるとともに、カオスの漏出を防ぐ仕組みも働かなくなるのである。祭りも、その縮刷版としてのアソビも、すでに取り返しがつかないほど変質している。いつ頃からか、人はアソビのなかに顔をのぞかせるカオスに怯え、あらゆるアソビのなかからカオスの臭いを徹底的に締め出そうとするようになった。子供の目にする物語からは悲惨さや猥雑さが慎重に拭われ、空き地には立入り禁止の看板が立てられた。川では遊泳が禁止され、一度でも事故が起きると遊具は公園から撤去される。徹底的な管理によって、人は子供たちに穢れのないアソビを提供できると思うのだろうか。

祭りあるいはアソビが「秩序の外部」であるといっても、もちろんそれはカオスのように無秩序なものではなかった。それは日常とは区別される自己完結的なモードで制度化されていなければならない。もし子供のアソビを秩序の内に取り込もうとするならば、すなわち大人がやみくもにこれを管理しようとすれば、それは日常に取り込まれて、アソビとは別の何かになってしまう。おまけにその結果、そこにカオスが引きよせられることになるのである。今どきの子供たちの顔にカオスの影がよぎることはないであろうか。大人の知らないところで、いつしかアソビは残酷ないじめと区別がつかなくなっているのである。

アソビという体験領域を日常の秩序（ノモス）から切り離しておくことが、日常のなかへのカオスの侵入（アソビの変質）を防いでいることを最初に発見したのは社会学者のカイヨワ(1)である。ここでは彼の学説を図3－1のような単純なシェーマにあらわしておきたい。

図に示すように、アソビとは、制度化された小さなカオスのことであり、いわばカオスの出先機関といってもいいものである。カオスとは方向性のない未分化なエネルギーそのものであるが、アソビはノモスとカオスのあいだにあって、あるときはノモスのなかにカオスのエネルギーを危険なく取り入れるためのポンプとして、そしてあるときは過剰なエネルギーを放出する水路として働くのである。この二つの役割が機能するためにはノモスはアソビから完全に切り離されていなければ

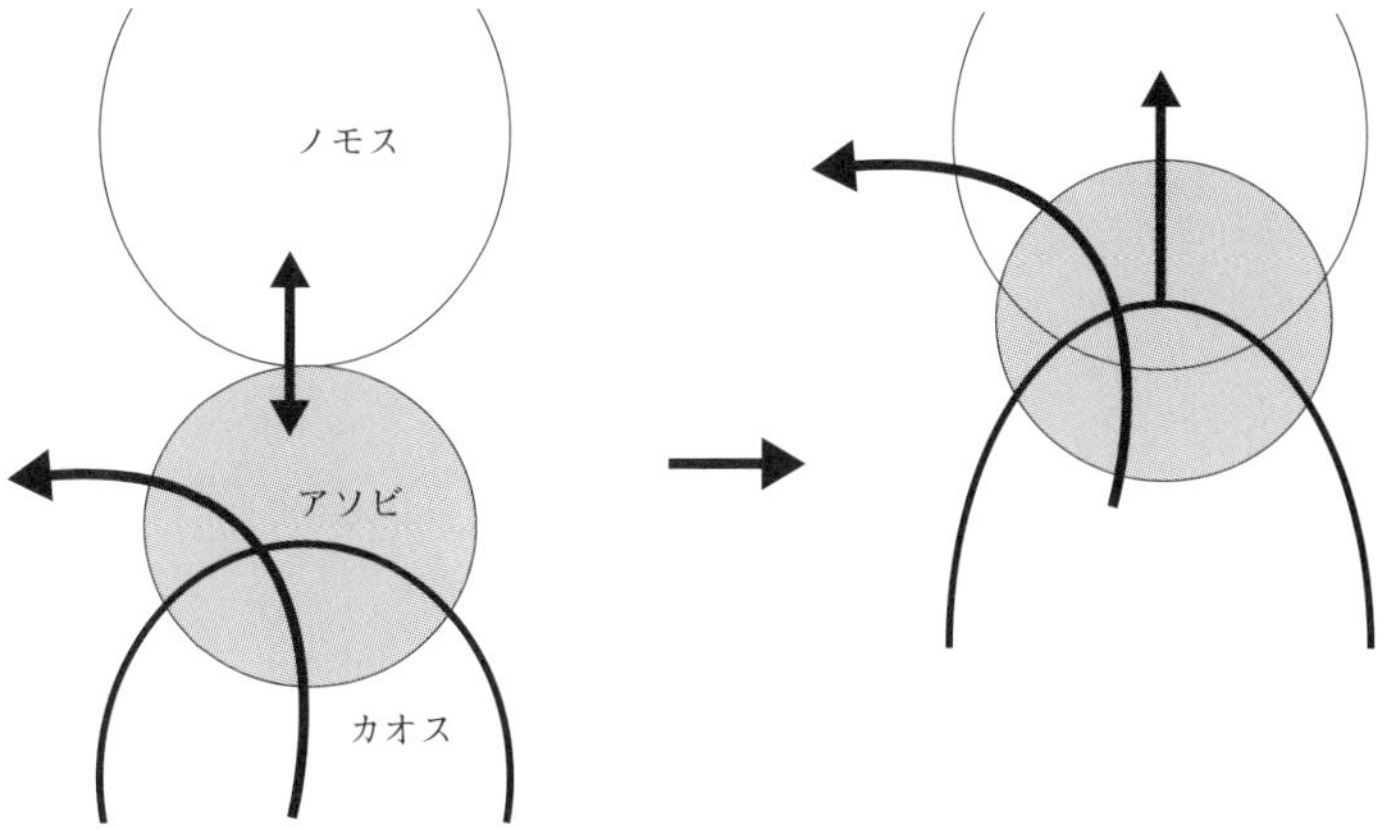

図3－1　アソビの変質

アソビはノモス（日常世界）とカオスの中間にあって，カオスのエネルギーをノモスにもたらし，余分なエネルギーを発散させるという役割を担っているが，それが有効に機能するためには，アソビとノモスは明瞭に区切られていなければならない。もしその約束が守られずに両者が混合すると，アソビの緩衝作用が失われ，直接カオスがノモスのなかに顔を覗かせるようになる。

ならない。

三つの体験領域はそれぞれまったく異なる時間性によって区切られている。ノモスが未来志向的、すなわち「〜のために」という目的志向的な時間のなかで作動するのに対して、アソビとは本来「何のためにもならない」ものであり、無目的的な、今・現在という時間のなかで営まれる。砂場でトンネルを掘って遊んでいる子供に「そんなことをして何の役に立つの？」というのがおかしいのは、どんなアソビもその行為のなかで完結しており、それ自体が目的でもあり手段でもあるからである。もし「〜のために」というそれ以外の目的性（未来志向的な契機）がそこに加わると、アソビはアソビではなくなってしまう。一方、カオスは時間的・空間的にノモスの対極にあり、時間と秩序を反転させてしまうという破壊的性格を持っている。ノモスが未来を、そしてアソビが現在を志向しているのに対して、カオスにはそもそも秩序（反復するもの）としての性格が欠けている。

さて、今日のようにアソビがノモスの境界を侵犯するようになると、そこに何が引き起こされるのか。図の右のシェーマはその状況、すなわちアソビの変質を簡略にあらわしたものである。アソビがノモスの奥深くまで入り込むと、ノモスとカオスのあいだで働いているアソビの媒介機能が失調し、その結果日常と非日常の境界線も、あるいはファンタジーとリアルの区別も失われてしまう。アソビがカオスを引き連れてくる、あるいはアソビのなかにカオスの相貌が混入してくるのである。

ここ二、三〇年のアソビの変質ぶりは確かに急速であった。祭りが非日常としての意味をもつのは、日常と非日常のあいだ、ハレとケのあいだに時間的・空間的な境界線があるからであるが、今では縁日モードはいつでも商店街にあふれかえっている。祭りに出かけなくても、パソコンを開けばネットゲームにいつでも入り込めるし、どんなサイトにでも仮面をかぶって参加することができる。未成年であっても裏サイトに堂々と出入りし、そこで祭りのように欲動を発散させることもできる。なにしろ今どきのファンタジーは下手をすると現実以上のリアルさで提供されるのである。

枠組みを失ったアソビほどやっかいなものはない。たとえば廓《くるわ》のなかの制度化された売春にかわって、枠組を失った形で援助交際がひろがっているのだとすれば、いったいどちらが好ましいかを考えてみればいい。アソビが日常世界へと無造作に浸透していくとき、そのすぐ背後にはもうカオスが顔を覗かせているのである。

2　アソビからカオスへ

大切なことはアソビのなかに姿をあらわすカオスの足取りを見逃さないこと、その微妙な兆候を見分けることであろう。

ここでありふれた子供のアソビである鬼ごっこを思い浮かべてみよう。まずだれかが「この指とまれ」といって人差し指を突き出してメンバーが集められる。ジャンケンで鬼が決められると、境界線が定められてゲームがはじめられる（どこまでも逃げていく子供がいるとゲームにならない）。そのように区切られた時空間のなかで、安全な水路にそってカオスは解放されるのである。

しかし鬼ごっこから「ごっこ」を差し引けば、その情景は一変する。目をこらせばそこに、遠い過去に共同体が体験した悲惨な光景がみえてくる。もともと鬼ごっこは、ムラが外敵に襲われて人々が逃げまわっているシーンの投影なのである。共同体は悲惨な殺戮場面を子供のアソビのなかに伝承し、思い出を反芻することを通して「喪の作業」を続けてきた。また花イチモンメなどは飢餓時代には一般的だった人身売買の光景そのままである。さらにいえばカゴメカゴメには妊婦殺害、あるいは「口減らし」の情景が伝承されている。アソビとは、いわばトラウマを再現して笑い飛ばす装置、恐怖の震えを笑い（筋肉のけいれん）に変換させる回路である。子供は厳格なルールのなかで能動的にそれにかかわることによって、悲惨さや恐怖をコントロールする術を学ぶ。その意味でアソビとはトラウマを癒すレッスンなのである。

「外敵に襲われた」という過去のトラウマが、さっきまで追われていた人が触れられた途端に鬼へと変身するというゲーム（仮想世界）のなかに巧みに封印されている。そこでは今・現在というアソビの時間性のなかでA＝Aという自同律に反転がかけられ、そうすることによってトラウマは歴史的展開のなかから切り離される。そうやってカオスはファンタジーを介入させることによって無毒化されている。

実はファンタジーの枠組みは意外と簡単に破られてしまうのである。時空間の枠組みが働かないと、アソビの緩衝が効かなくなり、カオスの暴露に直接曝されることになる。われわれが今、直面しているのは、まさにそういった状況である。たとえば最近、しばしば小学校で流行しているのはクラスメートに触ると「穢れ」がうつるといって逃げまわる「鬼ごっこ変法」である。それは始まりも終わりもみえないゲームであり、一度ターゲットに選ばれるとそこから抜け出すこともままならない。選ばれたスケープゴートは、逃げまわるクラスメートたちの顔に、それこそ本物の鬼をみているに違いない。アソビが境目もなく、現実のなかへと忍び込んでしまうと、もうだれも反転を自由にコントロールできなくなる。それはジェットコースターに乗っている最中に、車輪のボルトが一本外れていることを告げられるようなものである。すでに仮想世界のボルトのネジがゆるんでいるにもかかわらず、われわれはもう引き返すことができないのである。

青年たちのアソビをみても、すでに境界線が失われていることがわかるであろう。いったい最近のリストカットは病的なのか、それともアソビの範囲内なのか、だれも自信をもって答えることなどできない。境界線のみえないアソビは確実に世の中に蔓延している。たとえば致死量すれすれの水銀を服用する、あるいは目を閉じたままバイクで赤信号の交差点を突き抜けるなどといった危険なアソビを繰り返す青年には手を焼いたことがあるが、彼らがそういったロシアンルーレット型のアソビをやめられないのは、それ以外にはリアルな感覚が感じられる場所がないからである。境界線を失った少女たちは、アソビ感覚で風俗産業の餌食になり、インターネットを介した犯罪や集団自殺のなかには、運悪く玉の入った弾倉の引き金を引いてしまったのではないかと疑いたくなるケースも少なくない。

それほどの危険をおかしても彼らはアソビに走らざるをえない。彼らの多くはいわゆる人格障害ではないし、それをいうなら世の中の方がよほど何らかの障害（disorder）を被っているようにみえる。カオスを遠ざけようとすればするほど、アソビのポンプ機能が失調してエネルギーは枯渇していく。そうかといってアソビを日常の奥深くにまで引き込んでしまうと、カオスとの境界を失って変質したアソビに曝されてしまう。そういった悪循環のなかに否応なく巻き込まれてしまうのである。

カオスがスプーンから溢れ出している。そういった状況が学校ではもっと切迫している。もうどの子がふつうの子供なのかが教師にはわからないのである。非行少年とふつうの子供のあいだの境界がみえなくなっている。ふつうの子といっても安心してはいられない、というよりも、ふつうの子だからこそ安心できないのである。

学校現場でのいじめは、すでにいじめという用語で括ることができる範囲を越えている。いわゆる「いじめっこ」というのはいつの時代にもいたに違いないが、われわれが今、目の前にしているのはそれとはまったく異質のものである。かつてのいじめっこは、そのほとんどが例外なくアウトサイダー的存在であった。昭和四〇年代を舞台にした漫画「ドラえもん」のなかに登場するいじめっこ（ジャイアン）も、やはり学校という秩序の周縁にいる人物であった。彼は教師には従順であったし、秩序の中心にいる出木杉くんや静香ちゃん（好適応群）に彼の攻撃の刃が向けられることはなかった。攻撃は、やはり周縁にいるのび太に向かうのであって、つまるところいじめとは秩序の外部、ないしはマージナルな現象にすぎなかったのである。誤解されているようであるが、出木杉や静香たちは今日でいう「傍観者」ではない。単にいじめとは無関係な人たちであるにすぎない。中心と周縁のあいだにははっきりとした隔壁があり、その壁が侵犯されることはなかったのである。だからのび太が出木杉や静香に助けを求めることもなかったし、ジャイアンも学校という秩序のなかでは価値下げされた存在にすぎなかった。いじめから逃れようとするなら秩序の中心に復帰すればよかったのであり、それは今日ほど難しくはなかったはずである。

最近のいじめの特徴としてあげられるのは、まずアソビといじめの区別がなかなか判然としなくなったこと、そして秩序の中心を巻き込む形で反転が生じていることである。周囲にはじゃれ合っているようにみえていても、思いがけない残忍さがひょいっと顔を出してくる。もはや秩序は中心としての位置づけを失っており、いつ、どういうきっかけでふつうの子がいじめに走るのかが予測できない。非行少年という徴《しるし》がないところからでも、つまりふつうの子、秩序の中心からでもふいにカオスは顔を覗かせてくる。たとえばそれは、あたかも静香が何のきっかけもなく陰湿にのび太をいたぶり始めるようなものである。そればかりではない、昨日までのいじめの加害者が今日はいじめられっこに反転することも珍しくないのである。

いつ反転が生じるのかはまったく予見できない。学校ではそういった緊張感が予想をこえる域にまで達している。もうだれも教室のなかで個人として振る舞うことなどできないのである。サル山にはナワバリがいくつかあって、どこかのグループに属していなければ、はぐれザルとして恰好の餌食になってしまう。学校という環境全体がカオスとの反転関係にある以上、クラスのだれもがいじめの構成員であることを逃れられない。傍観者も無関係の人としてそこにいるのではない。彼らは望むと望まないとにかかわらず観覧席に立たされる。円形劇場のなかでは日々奴隷がライオンに食い殺されるという見世物が繰り広げられている。しかし彼らにしても学校という劇場のなかで、いつスケープゴートとして舞台に引きずり降ろされるか知れたものではない。しかもこの円形劇場を演出しているのはいじめっこというわけではない。いじめの加害者さえもが劇場で踊らされる役者の一人にすぎない。いったいだれが裏で糸を引いているのかさえ見えなくなっているのである。

今では学校の全体が劇場化しており、位相の反転のなかにアトランダムにカオスが顔を覗かせてくる。スケープゴートにしてみると、昨日までの友人が今日は観覧席に座って餌食になる自分を眺めてほくそ笑んでいる光景ほど恐ろしいものはない。その顔はいじめっ子よりもさらに不気味にみえるであろう。死に至らしめられた子供がしばしば遺書のなかに書き残すという「生き地獄」は、このカオスの全体構造に目を向けないかぎりみえてこない。たとえいじめの加害者を何人処罰したところで、この反転図式を終わらせることなどできないのである。円形劇場には逃げ場がないし、アソビのような枠組みもない。だからこそ、彼らはそれが「いつか終わる」などとは信じられず、いっそ自らの命を終わらせる方を選んでしまうのである。

情けないことに、相変わらずいじめ対策といえば「臭いものには蓋」式の発想しか聞こえてこない。いじめはよくないから加害者を徹底的に封じ込めなければならない。実際に、学校がいじめを見逃して自殺者でも出そうものなら、それこそマスコミに叩かれて自分たちが世間からいじめられるはめにもなりかねない。しかし教師にしてみると、ふつうの子供たちのなかにカオスの芽を探りだそうとするならば、学校中に監視カメラを設置してもまだ足りないくらいなのである。

たとえば、傍観者であることを禁止すればいい、なんならクラス全体が傍観者にならないように認知行動療法的なプログラムを組んでみるかといった発想が、また新たな管理へとつながってしまう。もし仮に、彼らの多くが勇気を振り絞っていっせいに被害者の側に立ったとしても、その瞬間に今度はいじめっこがいじめられる側へと反転するだけの話である。構造そのものが変わらないかぎり何の解決にもならないのである。

教師たちでさえ、この円形劇場を俯瞰しうる場所にはいないし、それにかかわった途端に反転図式に巻き込まれてしまう。彼らは管理する側であるとともに、管理される側でもある。「得体のしれないもの」を目の前にしているのは彼らも同じである。少しでもミスをすれば「ダメ教師」というレッテルをはられて糾弾にさらされる。だから頻繁に研修に出かけて、どのくらいいじめ対策に取り組んでいるのかをしっかりアピールしておかなければならない。しかしあまり熱心に取り組んでいると職員室で浮いてしまって、それこそいじめの対象になりかねない。それに教育委員会はそれほど甘くはない。うつ病で長期休職などしてしまうと、復職のときにどんな風当たりにさらされるか知れたものではない。実際に真面目に取り組んだために、逆に教育者としては失格の烙印をおされた人も少なくない。なにしろふつうの子の背後にはモンスターペアレントも控えている。

このような過酷な状況に追い込まれているのは学校だけではない。今では世の中の全体が同じ反転図式のなかにはめ込まれているといってもいいのである。境界線を失った野放図な祭りの拡散と、そこに忍び寄るカオスの影。三つの体験領域の自然なバランスが壊されているなかで、日常のなかにいきなりカオスが暴発するというシナリオの予感が拭えないものになっているのである。

3　反転としてのカオス

臨床の現場に目を転じると、そこでは反転は症候という形をとってあらわれている。今では身近になったトラウマ（心的外傷）への反応について、ここでまず取りあげておこう。

もともとトラウマとは、多かれ少なかれだれもが体験することであって、かつてはトラウマに屈するのは弱い人と思われていたものである。そういった常識が覆されたのはベトナム戦争（一九六〇～七五年）以降のことである。当時、ベトナム帰還兵、それも勇猛果敢だった兵士でさえトラウマに呑み込まれてしまうことを知るに及んで、人々は認識を変えざるをえなくなったのである。多くの兵士が戦争体験を自らの歴史のなかに回収できなくなり、ふつうの生活に復帰できなくなった。夜陰に紛れて忍び寄るゲリラの影、目の前に転がる戦友の死体、飛び散る臓物――そういった映像がフラッシュバック（侵入的想起）して、日常のなかに「異質なもの」として食い込んできた。PTSD（心的外傷後ストレス障害）はそれを契機に「疾患」として認知されるようになったのである。

いうまでもないが、前線に立たされる兵士は、ふつうの市民の日常とはまったく異なる殺人モードへの変更を余儀なくされる。ところが実際にはそれほど簡単にモードのスイッチが切りかわるわけでもない。いきおい戦闘は主体にとっては「受け入れがたいエピソード」の連続になってしまう。後々まで尾を引くのは自分が被害を受けたという体験だけではない。逆に自らが加害者側に立ってしまったという経験、自らが相手を殺害してしまうシーンの方がむしろ強烈な体験としてフラッシュバックすることが少なくないのである。彼らは「殺人モード」であった自分をどこにも回収することができなくなってしまう。フラッシュバックは、かつての兵士が老境を迎えてもなお、今まさにそこにいるような臨場感で彼らを襲うことをやめないのである。

兵士といって私が思い出すのは、総合病院に勤務していた頃にターミナルケアのなかで担当した一人の気骨ある老人の最期である。肺癌の末期にあった彼は、後に残される妻のことをしきりに気遣う穏やかな老人にみえた。病棟、特に看護師のあいだでは、しばしば突拍子もない叫び声をあげることが問題になっていたが、その理由について、はじめ彼は何も語ろうとはしなかった。ただ何度かベッドサイドを訪れるうちに、かつて彼が悲惨な前線から帰還した兵卒であったこと、またそれをめぐって少なからぬ罪悪感を抱いていることなどが次第に明らかになった。そして薄れゆく意識のなかで、それまでだれにも語ったことがなかったというインドシナでの戦闘シーンについて語りはじめたのである。

そのシーンのフラッシュバックは、彼自身が医師から死を宣告された後になって（そのことがトリガーとなって）頻度を増してきたという。それから彼はほとんど死に至るまで、あるシーンのフラッシュバックに囚われ続けたのである。ときには悪夢として、そして最期には幻覚（せん妄）として。彼を苦しめたのは、つねに動画として再現してくる同じシーンであった。それはジャングルで鉢合わせしたときの敵兵の顔、彼がとどめをさそうとする寸前に相手がみせた哀願するような眼差しのリアルな映像であった。

しかしカオスの侵入について語るとき、もっとも重要なのは過去のトラウマの内容よりも、それを再体験するときの形式であることを忘れてはならない。実はＰＴＳＤのフラッシュバックは厳密には想起（再現前）の範疇には入らないものである。実際にフラッシュバックの現場に立ちあえば一目瞭然であるが、パニックがあれほどの脅威となるのは、彼らが突如として今・ここにいる自分を見失ってしまうからにほかならない。そのとき過去の体験が回帰しているというのではなく、彼ら自身（体験する中心）が過去のある時点へとタイムスリップするのである。彼らはまざまざと砲弾の音を聴き、流血の感触にさらされ、そのシーンを細部にわたって体感している（往々にしてそれは幻覚と混同される）。

要するに、そこでは「現在の体験は知覚され、過去の体験は表象（再体験）される」という常識さえ破られるのである。ＰＴＳＤにおいては体験の中心点、今・現在の足場が突然奪われて、過去のある時点、ある場所へといきなり吹っ飛ばされる。現在と過去が反転してしまうのである（しばしばこのときブラックアウトが伴われる）。今・ここにいる自分を確認するためにリストカットに走らざるをえなくなることもある。彼らにしてみればそのような今・ここの瓦解こそが死よりも戦慄すべきことなのである（実際にその恐怖から逃れるために死を選ぶことさえある）。自分のコントロールを外れた反転、すなわちタイムスリップにさらされることこそが、彼らにとってはカオスの表現なのである。繰り返すがＰＴＳＤの本質は、体験内容の悲惨さよりも、そのような現在と過去、あるいは中心と周辺の反転にあると考えなければならない。

現在のクライテリア（ＤＳＭ‐Ⅳ）に従うかぎり、ＰＴＳＤと診断されるには「実際に（または危うく）死あるいは重傷に至るような出来事を、または自分あるいは他人の身体保全に迫る危険に直面した」のでなければならない。すなわち戦争、レイプなどの犯罪、あるいは悲惨な災害など、通常はありえないような悲劇（非日常）への暴露によって初めて症状が惹起されると考えられているのである。ところが、最近はそういった定義にあてはまらない症例が明らかに増加の一途をたどっている。本来は日常世界の「外」になければならないカオスが、日常の内側からふいに現われてくる。それは船底に穴があいて、いつ船が転覆するかわからなくなっているような状況を指している。最近の青年たちにおいてはパニック、すなわち中心と周辺の反転がほとんど日常的ともいえる些細なストレスによって容易に引き起こされるのである（これについては別の章で再論する）。

こうしたトラウマの一般化にも、先に述べた緩衝帯としてのアソビの機能失調が関与している。つまり三つの体験領域のバランスが崩れ、ノモスとカオスのあいだの平衡を保つことが以前よりも難しくなっているのである。少しのストレスでも容易にトラウマの様相を呈してくる。いつ日常の自明性が転覆して、カオスの相貌が前面にあらわれるかわからない。そういった予感が確実に身近なものになっている。

4　カオスの極北、裏返された世界

パニックとは、突然、今・ここという足場を奪われてカオスの底へと引きずり込まれる体験であり、それは死に至るような鮮烈な恐怖であるに違いない。しかし、いかに今・ここを奪われるといっても、そこではまだ体験の中心点といえる「私」は無傷のままである。パニックが終われば、彼らは再び今・ここの自分に復帰することができる。その意味ではそこはまだカオスの入り口にすぎない。

それでは反転が「私」という人称を巻き込んで生じるようになるとどうなるのか。人称の反転、すなわち私と他者の反転といえば、多重人格に代表される人格の解離を意味しているが、その詳細は次章にゆだねることにして、ここではさらにそれを突き抜けたところまで、つまり今・ここ・私の全体が反転してカオスが占拠してしまうという極限状況にまで歩を進めておきたい。

ＰＴＳＤや多重人格とは異なり、反転が今・ここ・私の全体を巻き込んで中心と周辺が反転してしまうと、もうそこでは中心点がわからなくなっており、どこに引き返すのかもみえなくなってしまう。立ち返るべき足場そのものが失われて、カオスの占拠には出口がなくなるのである。

終わりのないカオスというのがいかに恐ろしいか、想像できるであろうか。カオスの極北、すなわち統合失調症に陥ってしまうと、そこではパースペクティブの原点が行方不明になり、いったいカオスを体験しているのがだれなのかということさえみえなくなってしまう。私が不在になってしまうのだからカオスを終わらせようにも、それを統制する主体がそこにはない。指揮者のいないオーケストラ、指揮官のいない戦闘部隊のように、各々の部分が中心を主張して暴走し、出口のないカオスがあたりを覆ってしまう。それは私と他者の反転を越えるような事態であり、それこそが「内なる他者」の直接の表現なのである。

カオスのさなか（統合失調症の急性期）では、中心にあったものが周辺になり、逆に周辺にあったものが中心へと躍り出る。私が世界を名指すのではなく、世界によって私が名指されるという反転がいたるところで生じてしまうのである。もうみているのは私ではない。私がみるその直前に、私の方がいつもすでにだれかにみられている（注察感）。たった今、私が語り出そうとした内容が外部に漏出している（つつぬけ体験）。あるいは語り出そうとする前に外部からその意味が忍び込んでくる（思考吹入）。新聞に書いてあることも私のことを意味しているし（自己関係づけ）、ＴＶのアナウンサーの眼差しも、直接私に向けられるようになる。

そこでは私が世界を体験するのではなく、世界によって私が体験されるという形で主導権が移譲される。世界がシニフィアン（意味するもの）の総体であり、私がシニフィエ（意味されるもの）となる。周囲で起きる出来事のすべてが私を意味するものとなり、私の中核部分に向かって突き刺さるという世界と私の反転。それがいたるところにあらわれるとともに、世界は「得体の知れないもの」にすっかり飲み込まれてしまう。

すべての階層秩序が覆され、あらゆることが予測不能になってしまうと、周辺に追いやられた私にはもう回帰する場所がみえなくなる。世界に向けての私の裏返し――偶然がふいに必然へと変わってしまい、『不思議の国のアリス』のように、気がつくと「誕生日」（birthday）のかわりに「なんでもない日」（non-birthday）がおめでたい日になっている[2]。背景にあった雑音が突然鳴り響いて、あたかも交叉点のまんなかに立たされているようである（感覚過敏）。カオスのさなかでは信頼していた仲間、慣れ親しんだものも、突然「不気味なもの」へと豹変してしまう。思考は断片化し、部分は統制を失って容易に全体化し、無意味のなかからふいに意味があらわれたりする。あるいは部分が走り始めて全体の俯瞰ができなくなる。主語と述語も反転し、「リンゴは赤い」と思っていたら、いつのまにか赤いものがみんなリンゴになっている。だれもが目先のことに振り回されるようになる。世界の自明性は完全に失われ、時間も断片化し、昨日のように今日が、今日のように明日が、といった連続性も寸断されてしまう。今・ここ・私という足場のすべてが失われるのである。

5　カオスはすぐそこにある

いきなり極端なところに話が飛んでしまったが、要するにカオスはそれほどまでに破壊的になりうるということである。そんな状況は自分にはまったく理解できない、あるいはカオスなど自分とはまったく無縁だという人には、本来だれの心のなかにも小さなカオスが棲んでいることを思い出してほしい。だれの心にも「内なる他者」が棲んでおり、いつでも今・現在・私（中心）から他者あるいは過去（周辺）へとトリップすることができる。ただ統合失調症ではそのコントロールがきかなくなり、「内なる他者」が前面にあらわれたままになるというにすぎない。そこでは、いつでも中心にワープできるという保証がなくなるのである。

ところが最近、われわれにとってもこの保証はそれほど確実とはいえなくなっているのである。ちまたではアソビあるいは祭りからカオスの臭いを徹底的に取り除こうとする強迫がいたるところに拡がりをみせている。強迫行為とは身近にカオスがせまっているときに、これを単純な反復のなかに閉じ込めようとする魔術的営みである。そこでは人々は「A＝A、A＝A……」と、呪文のように繰り返すことによって、同一律を反転させようとするカオスの力に魔術的に抵抗しているのである。

少なくとも内面の自由が保証され、思想は少しもしばられていないはずなのに、見回せばこんなにもタブーに支配されているのはどうしてであろうか。何をするにしてもマニュアル通りを強いられるし、少しの失言にも容赦のない攻撃が浴びせられる。だれもがだれかに監視されており、支えを失った若者たちは魔術的思考、たとえば占星術や血液型占いなどに振り回されている。それもどこかの場末でひっそりとならまだしも、この国のメディアは毎日のようにそれを放映しているのである。浅薄なスピリチュアルブームといってしまえばそれまでであるが、みようによっては、まるでそれは新興宗教の儀式のようにもみえないだろうか。心の防波堤に穴があいて、人々はカオスの侵入を防ぐためのみそぎ、あるいは洗浄強迫をやめられなくなっているのである。

もちろん魔術的といえば、儀礼的なことのほとんどが魔術的であり、伝承的な行事の多くも決められた枠組のなかでは強迫的なものである。古来、人は「内なる他者」を超越的なもの、「聖なるもの」として神格化することによって、あるいは「もののけ」のなかに投影して畏れることによって、共同体のなかでコントロールしようとしてきた。祭りとは日常の自明性を中断して、いっせいに「内なるカオス」を解放するための装置であり、そうやって人々は反転を部分的に先取りしてカオスの侵入を防いできたことはすでに述べた。しかし今日の問題は、伝承されてきた装置が今ではすっかり錆びついていて、魔術的思考が日常世界のいたるところに拡散していることである。

いつ頃から祭りというものが機能しなくなったのかははっきりしないが、もう七〇年代には、人々は狂気を封じ込めることに慣れてしまい、「内なる他者」を忌避するようになっていたのは確かである。当時は「狂気を封じ込めてはならない」というモットーのもとに精神病院の開放化運動が展開していたが、実際にはそれとまったく反対方向へと事態は進行していた。病院スタッフは「反精神医学[3]」に心酔した医師たちに、次のように教育されたものである。すなわち「患者のなかに狂気をみてはならない。狂気をみるから狂気になるのである。どんな患者のなかにも理性は残っている。健康な部分にだけ働きかけていれば健康にすることができる」あるいは「患者をわからない人と思ってはならない。彼らも同じ人間なのだから」と。

このように一見して、狂気の排除に異を唱えているかにみえた開放化運動も、実は裏返された理性信仰に過ぎなかったのである。狂気が「わからないもの」であるという事実を否認しているかぎりは病者の心に近づけるはずもない。人道主義という名のもとに狂気はかえって奥深くに封じ込められ、知らない間に人々は「理性的」であることが健康の条件であるかのように信じるようになった。こうして「理性による狂気の封じ込め」（フーコー[4]）は個々人の心のなかにまで浸透していったのである。

とにかく、そうこうしているうちに封じ込められていたはずのカオスは次第にその勢力を盛り返してきた。精神病院のなかに封じ込められていたカオスはその封印を解かれて、世の中に次第に拡散を始めたのである。もちろん、反転現象はまだ「予兆」の範囲を越えてはいないし、突発的犯行も数だけをみれば取るに足らない程度かもしれない。しかし、もう少し身の周りの些細な変化に注意を向けていれば、はたしていつまでわれわれが理性的でいられるかが疑わしくなるはずである。まだ薄められた形かもしれないが、もうわれわれの日常の裏側にもカオスは顔を覗かせているのである。

潜行する「封じ込め」の今日的な例として、小学校を中心に拡がっている現象をもう一つ取りあげておこう。最近、教師にとって少しばかり手に負えない子供がいると、いつのまにか「軽度発達障害」というレッテルが簡単にはられてしまうのである。羽目を外す落ちつきのない子供を見つけるとＡＤＨＤ（注意欠陥多動性障害）、計算が苦手な生徒にはＬＤ（学習障害）、理解に苦しむ行動につきあたると軽い自閉症ではないのかといった具合に、教師はすぐに疾患の分類に飛びついてしまう。レッテルの何が悪いというかもしれないが、実はその徴の正体、発達障害なるものの本質がどこにあるのかについては、まだだれにもわからないし、どこまでが正常でどこからが異常なのかについても、明確な線引きがあるわけでもない。教師いわく「発達障害と思ってみれば、なるほど腹が立つことも少なくなる」。しかし、一方で「発達障害」という説明によって感情移入の契機が封じられることがないように注意しなければならない。とにかくラベリングした途端に、そこに実体があるかのような誤解がすぐに生じてしまうのである。

「わからないこと」は人を不安にする。かつて統合失調症においてそうであったように、「わかったつもり」になること、つまり「わからないもの」にレッテルをはるという行為のなかには、新たなスティグマを産み出す危険が潜んでいる。ふつうであることの基準がわからなくなって「わからないこと」への寛容度がますます下がっている時代である。こうした管理先走りの影で、スティグマが潜伏し、子供たちの心がますます遠くになっていかないように注意しなければならない。

しかし、そうはいっても「わからないこと」をわからないままにしておいても何も解決しないのではないか、少なくとも世間の不安をかきたてるのは、あまり趣味のいいことではないと思うかもしれない。あるいは「仮にそういった問題が生じているにしても、カオスの増殖を食い止めるのはいったいだれの仕事だというのか。手段を講じなければならないのは心の専門家ではないのか。専門家が頭を絞って何か新しい処方を編み出せばいいのではないか」といった不満の声も聞こえてきそうである。

しかし正直にいえば、たとえばスクールカウンセラーの数を増員して何かが解決するなどと期待することはできないのである。少なくとも精神医学や臨床心理学が現状のままであるかぎり、ブレイクスルーはみえてこない。カオスには反復構造が欠けているというのに、対象の同一性、あるいは同型性を前提するしかないのが実証科学（自然科学）というものである。そんなことではカオスの尻尾を捕まえることはできないというのに、今の研究のほとんどが遺伝子解析や統計作業に費やされるばかりである。専門家を名乗ろうとするかぎりは実証的でなければならないという縛りにとらわれ、本来の心理療法はそれこそ魔術的行為とみなされかねないのが現状である。非理性の真髄までもが理性によって解明しうるといった実証科学のトートロジーに気づかないかぎりは、この藪のなかから抜け出すことはおぼつかないというほかはない。

注

（1）カイヨワ『遊びと人間』（清水幾太郎ほか訳、岩波書店、一九七〇年）。
（2）作者であるルイス・キャロル自身はアスペルガー症候群であったとみなされるが、そこに描かれた「裏返された世界」は統合失調症のそれに近いものである。
（3）「反精神医学」（レイン、クーパー）とは、一九六〇年代から七〇年代に湧き起こった精神医学の常識を覆そうとする政治色を帯びた潮流である。
（4）フーコー『狂気の歴史――古典主義時代における』（田村俶訳、新潮社、一九七五年）。

第四章　「内なる他者」の反乱

1　「豹変する心」に悩む人たち

ここで再び臨床の現場に戻ることにしよう。ふつうの人の豹変は具体的な症例のなかではどのようにあらわれてくるのか。そこではふつうと異常がメビウスの環のように交叉しており、もはや表裏の関係を成していない。表から裏への反転は、まるで偶然のようにふいに生じるのである。そのメカニズムを探るためには、行為の瞬間に心のなかで何が生じているのかを知る必要がある。ところが、実際には豹変そのものは症状と等価ではないし、犯行であれ自殺であれ、事件が実際に起こってしまえば、彼らはもう手の届かないところにいってしまう。次にあげる症例は、行為に至る直前に本人自身が「豹変する心」を悩んで診察室にあらわれたという点で、ごくまれなケースに属している。そうしたケースはわれわれに貴重な手がかりを与えてくれる。

S氏（四三歳）

妻と二子の四人家族である。一見したところ、大柄で実直そうなサラリーマンである。仕事も速く周囲からも信頼されている。会社での地位も安定しており、家庭もいたって平和である。ところが二カ月ほど前、妻と些細なことで口論となったときに、偶然そのとき手にしていた工具で妻を思いきり殴打しそうになっていることに、ハッと気づいて驚愕したのだという。そこにははっきりとした「殺意」があったというのである。妻と口論することはこれまでも何度かあったが、暴力をふるったことは一度もないし、ましてや「殺す」などということは想像さえしたことがなかった。口論の内容はまったく日常的で些細なことであり、もちろん殺意につながるような内容をまったく含んでいない。妻には若い頃から苦労をかけてきたし、むしろ献身的に尽くしてくれたことに感謝している。このような衝動が出てきたのはこのときがはじめてで困惑しているという。日頃から空手で身体を鍛えていることもあって、もし自分が暴力をふるって取り返しのつかないことになったらどうしようと心配である。悩みに悩んだすえ、自ら決断して来院したということであった。

鬼気迫る彼の語り口には背筋が寒くなるような真実味があった。もしも事件が生じてしまった後であったなら、おそらく周囲の人は次のように考えたであろう。すなわち彼と妻のあいだには、なんらかの諍いがあったに違いない。何故なら彼は「殺意があった」ということを自ら認めているではないか。動機もなく、殺意が生じるということがあるはずがない。彼はきっと何かを隠しているに違いない。

しかし少なくとも事前に自ら相談に訪れたS氏には、動機を隠す理由などどこにもなかった。他の疾患、たとえば気分障害（とくに双極性障害）や人格障害、あるいは脳機能の障害を示唆するサイン（脳波異常など）もない。要するに原因はどこにも見出せないのである。いったい何が彼に生じたというのであろうか。彼との面接場面を少し辿ってみよう（〈 〉内は筆者）。

……おそらく妻は、自分が殺意の対象になったということには気づいていないと思う。ケロッとしていましたから。〈その前後のことは全部覚えていますか〉「殺すぞ」という気持ちがいきなり出てきたけど……なんで「殺すぞ」なのかが自分でもわからない。〈記憶が抜けていることはない？〉手を出す寸前に……「殺すぞ」から、一秒くらいかな、ほんの瞬間だけ抜けているかもしれない。だって殴ろうとする寸前にはっと気づきましたから。あと一瞬、遅ければ確実にやっていたと思う。本当のことをいうと、それから二、三日後にも同じようなことが一度あったんです。町でチンピラ風の男に話しかけられて、気づいたら相手が目の前にうずくまっていた。そのときも途中からほんの一瞬だけど記憶が抜けていたかもしれない。自分が何をしているのか覚えていない瞬間があるようです。本気になると、相手を実際に殺してしまいそうで怖くてしかたがない。

いきなり自分のなかに出現してきた「殺す」というコントロールできない意図ないしは衝動。しかも自分でもその由来がわからず、したがって対処の方法もまったく見当がつかないというのである。第一、攻撃衝動が全般に高まっているわけではないし、そのこと以外には日常生活が妨げられる要因はまったくない。相変わらず彼は会社では有能な社員として仕事を切り盛りしていたし、ターゲットになるような精神症状、たとえば抑うつ状態や易刺激性の亢進などもないため薬物療法などの対象にはならない。

彼の話には納得しかねる点がいくつかあった。まず内からわいてきた「殺意」が予想できない形で彼を襲うものであるにもかかわらず、あるいは彼にとっては厄介で異質（自我異和的）な衝動であるにもかかわらず、疑うこともなく、彼はそれを「彼自身の殺意」として位置づけていたということである。彼は「殺す」という意図を自分の「外部」からきたもの、たとえば統合失調症や多重人格の場合のように自分以外の誰か（他者）から吹き入れられたものと体験していたわけではない。「殺す」という意思はあくまで「いきなり出てきた」彼自身の（自己所属的な）体験なのである。そういった衝動がどこから生じたものかわからないといいながら、一方でそれが「自分の内に」由来していることだけは少しも疑っていないのである。

唯一の手がかりは、「殺す」という衝動が生じたとき、一瞬のブラックアウト（時間喪失体験）が伴われていたらしいということであった。この一瞬のなかに「彼自身の意図していない殺意」の芽が潜んでいるのかもしれない。そのようなブラックアウトは青年のリストカットの際などにもよくみられる「小さな解離」と考えることができる。彼の陳述を信じて、「殺意」が彼の内面に発するものとするならば、彼の過去に向かって垂直に辿っていけば殺意の原因になっているような無意識の葛藤がみえてくるはずである。しかし、彼は社会的に十分な業績を達成してきた中年男性である。思春期ならいざ知らず、この年齢になって、このような形で解離が問題になるというのは異例ではある。

頭をひねりながらも、とりあえず解離に焦点をあわせながら、以下のような面接が続けられた。

〈たとえば、何かを決めるときに自問自答というか、何か自分とは別の考えがわいてくるようなことはありませんか〉それはだれにでもあると思うけど、そういうのが最近になって増えてきた感じがする。〈本当に「別のだれか」から何かを言われているように感じる?〉それは若い頃から少しはあったんですけど、最近になってそれが以前よりはっきりしてきた。「おいおい」と自分にだれかが呼びかけてくる感じです。こんなにはっきりした声で聞こえるのは、考えてみると久しぶりかもしれない。〈「もう一人の自分」が呼びかけてくる?〉そうそう。頭の中でものを考えるとき、討論会やっている感じになるんです。それで自分は二重人格じゃないかと疑ったこともあった。「おいおい、こんなことやっても仕方ないじゃない」とか「これ以上はおやめなさいよ」とか……。〈リアルに声できこえる?〉本当にリアルに討論しているんです。ちょうど今、先生と話しているような光景がそのまま頭のなかにある。今日も、本屋でどの本を買おうかという話をしていましたね。自分が何かを買おうとすると、そんなのおもしろくないよとか、近頃そういうシーンが多くなってきた。〈その声は他人の声、それとも自分の声?〉もう一人の自分の声ですね。あと二人いますけどね。私を入れて三人。〈相手はどんな性格?〉論理的で慎重なことといってくるのは今の私に近い人……そいつはいたって平和主義で少し道を外れそうな自分を抑えてくれる。声も私と同じで「他の人」という感じはしないけど、思考は完全に第三者ですね。〈二人以外にもっと別の人格がいるという感じがすることはない?〉暴力になったときは覚えてないわけですからよくわからない。このまま放っとくと他の人格が展開するのかなと……それが一番心配です。

これは私にとっては思ってもいない展開であった。彼の内面には「別モード」の自分、つまり思考を異にする自分が二人いて、彼らと討論会をやっている感じになるというのである。二人の姿は見えないが、その声は明瞭で（表象的というより知覚的で）、実際にそこにいるとしか思えないリアルさ（実体的意識性）がある。人格には一貫性があり、いつも彼をなだめてくれる人格と、攻撃的に拍車をかけてくる人格がいるという。それらは「（自分とは）別の自分」であり、まったく他人というわけではないが、明らかに第三者的な意図を持った「別人」である。しかし彼自身は「殺す」という衝動の出現がこれら別人格に由来するとは認識していなかった。

頭のなかに「もう一人の自分」の声が聞こえるという現象は広い意味での幻声であり、かなり奇異な印象をもたれるかもしれないが、それ自体としては病的とはいえないものである（臨床上は

「想像上の仲間（イマジナリーコンパニオン、IC[1]）」と呼ばれている）。詳細は後章に譲るが、別人格がいるといっても彼に多重人格という診断をあてはめることもできない。健常者のなかにも、この種の現象は意外と多く分布していることが最近になって明らかになりつつある。その現象を彼自身が悩んでいるか、あるいはそれによって周囲が被害をこうむる場合には「病的」とみなされることもあるが、少なくとも四〇年余りの彼の人生のなかでそのように前景化したことは一度もなかったのである。

しかし、このような現象を前にすると、通常、専門家ならば次のように問いかけなければならない。彼自身は気づいていないにしても、もしかすると彼のなかにはさらにもっと攻撃的な人格部分が隠されているのではないだろうか。それは彼の意識からは何らかの事情で完全に解離されているのかもしれない。今回、問題になっている唐突な殺意がそういった隠された部分に由来している可能性は否定できないだろう。もちろん、そこには幼児期の虐待など過去の外傷記憶が関与している可能性も考えなければならない。

人生の早期に封印されてしまったトラウマがなかったであろうか。一般に封印された過去のトラウマにせまっていこうとする場合には、かなりの慎重さが求められる。不用意に封印をといてしまうと、それこそ一挙に症状が花開いて、取り返しがつかないことにもなりかねない。しかしS氏に関していえば、そういった配慮はまったく必要がなかった。彼は内省力豊かでしかも柔軟な思考の持ち主であり、かなり苦痛と思われる体験も含めて冷静に回想することができた。幼少期に「いじめ」といってもいいような体験がいくつかあったが、それらに関してもかなり詳細に想起することができた。トラウマのフラッシュバック（侵入的想起）といった形式も観察されず、粗大な健忘はどこにも探すことはできなかった。ただし彼自身は、自らの少年時代を幸福であったとはまったく考えてはいなかった。この点をめぐっての彼の回想内容を少し紹介しておこう。

……子供の頃は愛情たっぷりでしたね。ほとんど溺愛といっていいくらい、母からも祖母からも。私はそれが嫌で仕方がなかった。何とか逃げたいといつも思っていました。〈溺愛が嫌だったってこと？〉そうです。母と祖母の仲がよくなかったので、小さい頃から、どちらからも相手の愚痴をきかされていたりして……。二人の愛情が濃厚すぎてたまりませんでした。それであまり家にいなくて、外出ばかりしていた。でもそれがまた私のかわいそうなところなんです。近所の悪ガキにつれられて、まだ小学校に入る前なのに、みんなと一緒に怖い崖を渡るのを強要されたり、川を向こう岸まで泳げっていわれたり、それで実際に溺れかかったり……。とにかく物心ついたときからずっといじめられていた。小さい頃の思い出は嫌なことしかない。小学校低学年まではいじめられっこで、同級生のあいだでも小さくなっていた。小学校三年までは嫌な記憶しかない。なんせ田舎は乱暴なやつが多かったもので。

その頃の私は周りから女よばわりされていて、本当にコンプレックスの塊みたいだった。それが小学四年のある日、成り行きで同級生との喧嘩に巻き込まれたときに、あまりにもあっけなく相手をうちまかしてしまったんです。自分でもびっくり。天性の強さというんですかね、喧嘩の勘があったんだということに気づいた。とにかくめちゃくちゃ強いから、一撃で終わっちゃうんですね。

そのことがきっかけで自分の人生がコロッと変わりましたね。「暗い自分」はどっかに吹っ飛んでしまって、小学四年からは恐ろしいくらい乱暴な人間になっていましたね。〈その自分が今まで続いている？〉いえ、そうではない。しばらくすると、もう大将みたいになってしまって、敵と呼べるのがいなくなった。そうなると、乱暴な自分をそのまま出すわけにはいかないで、今度はそれを抑えないといけなくなった。それからは勉強でもスポーツでもトップを突っ走ってきましたね。ずっと上をめざして全力疾走で突っ走ってきた感じです。

……たえず上があったから、めざすものがあってよかった。ここに通うようになってから気づいたんですが、今の自分にはもう上がないんだなって。傲慢なことをいうようですが、今の仕事には本当にもう上がないんです。〈出世の階段はいくつもあるでしょう〉いや、そういうことではない、能力が上がれば昇進するというわけではないんです。この仕事はたかだか知れている。企画にしても何にしてもナンバーワンになってしまって、上をみるということがなくなった。上をみることがないから、下ばかりみるようになった。その下の下、ずっと下の方に、昔の自分がいるんです。

トラウマはあるにはあった。しかし家庭内の葛藤や、少年時代のいじめに攻撃衝動の由来を直接辿ることはできないと考えられた。トラウマが映像的に想起されることがあるにしても、そこに怒りや不安感は伴われていないし、第一、加害者に対する「復讐」については、もう小学校四年までに彼はすっかり済ませていた。彼の内面に、もっと別の「攻撃的な人格」を探ることはやはりできなかった。攻撃衝動の由来をどこかに探り出そうとする試みはことごとく壁に突き当たってしまったのである。

ただし、原因はわからないままであるにしても、彼の生活史を辿っていくという共同作業のなかで、当初問題となっていた攻撃衝動も次第に背景化していったことは確かである。彼のなかの他の二つの人格部分とのやり取りは相変わらず続いていたが、彼にとっては違和感のないものになっていった。S氏にとってはおそらくは心的外傷に関する個々のエピソードが問題ではなかったと考えられる。むしろ、小学校四年のときに訪れたという明瞭な「人生の屈曲」、つまり「モード変換」そのものがS氏にとっては重要であったと推測しうるのである。

要するに、S氏の人生は「一つの物語」としては完成（統合）していなかったわけである。四年生のときの急激な人生の屈曲。それを境に彼の内面には三つの人格部分が結実したものと推測しうる。すなわち、臆病で小心、劣等感にさいなまれた幼少期から四年生までの人格。その反動として現れた攻撃的な人格。そしてその後、攻撃性を抑圧して、先へ先へと突っ走ってきた今の彼に連なる適応的な人格部分である。三つ目の人格の歩みは、中年期に至るまでえんえんと続けられてきた。その歩みが壁につきあたったのは、あるいはその再編を求められるようになったのは、皮肉なことに、ひとまず「人生の成功者」として、もはや「その先がない」という認識にまで到達したそのときだったのである。

彼の人生はいくつかの物語に分断されてしまい、それぞれの物語に対応するかのように、複数の人格部分が分離されていた。「心の豹変」は中年期になって、彼の人生経路が新しいクニック（屈曲点）を迎えていた時期に、物語と物語のあいだに生じた亀裂から噴出してきたようにもみえる。

彼は面接で内省的に語っていくなかで、比較的速やかに危機を脱していったようにみえた。「上をみるということがなくなった。上をみることがないから、下ばかりみるようになった。その下の下、ずっと下の方に昔の自分がいたんです」と語ったように、並行して（同時的に）存在する人格部分（イマジナリーコンパニオン）の代わりに、彼は自分自身の歴史の内部に「暗く抑圧された時代」、「攻撃性が解き放たれた時代」をみることができるようになった。面接のなかで彼が辿ったのも、分離していた人格部分が「一つの歴史」のなかに位置づけられていくという過程であった。人生の物語という俯瞰する視点を彼が得たことで、物語が単に屈曲して壁につきあたるのではなく、屈曲が新たな展開点となって、統合を促していく契機として働き始めたように私には思えた。

それにしても、人生の成功者といえるS氏のような好人物においてさえ、このような危機が訪れることを知ったことは、私にとって意外なことであった。上のような解釈によって、彼の全体像が明らかになっているとはいいがたい。それにもちろん、物語はまだまだ未完であって、私が関わることができたのも屈曲のほんの一時期にすぎない。これから先もえんえんと紡がれていく物語のなかに同じ危険が潜んではいないとだれが断言できるであろうか。しかし、たとえまた新たな屈曲が訪れることがあるにしても、彼ならおそらくはこれまで以上の対処能力を発揮するのではないかと信じられるのである。カルテ上はともかく、私の頭のなかではS氏の病名コードはまだ白紙のままである。

物語が一つに完結していない。古いモードが使用済みになるなかで、人生の屈曲、あるいは新しい展開の時期を迎えて、遠い過去に残してきた古いモードの残渣がそのとき自分のコントロールを超えるような形で突然暴発してくる。

次にあげるのは「自殺衝動」が問題になったケースであるが、その意味ではS氏よりもはるかにわかりやすい症例である。

Gさん（三六歳）

彼女は落ち着いた雰囲気の二児の母であり、もともと几帳面な働き者である。二カ月前、運転中にとくに思い当たるきっかけもなく突然に涙が止まらなくなり、道路わきの池のなかへアクセルをふかせて車ごと飛び込む寸前になってしまった。急ブレーキをかけてやっとのことで止まることができたが、ほんの少しのところで、危うく衝動に負けてしまうところであった。そのときは池の縁で自分を落ち着かせて事なきを得たが、その事件をきっかけにして感情のコントロールがきかなくなり、自分でも以前とはまったく人格が変わってしまったように感じる。家族にはこのことは何も話していない。家族に悟られないように、家事もなんとかこなしてはいるが、いつまたあのような気持ちになってしまうかもしれないと考えると毎日が不安で仕方がない。自分がもし突然死ぬようなことになったら家族に悲しい思いをさせると考えると矢も盾もたまらず、病院に相談に訪れてきたのだという。

Gさんもまた、あまりにも唐突な衝動の出現に曝されていた。運転中にびっくりするような形であらわれた自殺衝動がいったい何に由来しているのかについては、当初、彼女自身にも見当がつかないということであった。しかし彼女の場合はS氏とは異なり、その背景にあるカラクリが明らかになるまでにそう長くはかからなかった。早くも二回目の面接の途中に、少女期の出来事へと遡っていくなかで、まったく同じような衝動が侵入的に彼女を襲ってきたのである。そこには、彼女が八歳のときに遭遇した不幸な事件のリアルな回想が伴われていた。以下はその面接の抜粋である。

（面接中、突然泣き出して、数分たってからポツリポツリと語り始める）……どうしてだか、浮かんでくる……〈思い出したくない場面？〉ずっと忘れていたんだと思うけど。全然整理ができていなかったんだって、今ならはっきりとわかります。私が八歳のときだった。母はまだ幼かった弟の手をひいて、「あなたもおいで」って言った。私は「いやだ」っていってついていかなかった。父母は仲が悪くて、私は母よりも父になついていた。弟を道連れにしての入水自殺だった。

母の自殺をきっかけに、それまで平穏であった彼女の運命は急速に下降線をたどっていくことになった。父親はその後、アルコールに溺れて仕事にいかなくなり、あまり家にも帰ってこなくなった。やむをえず彼女は知り合いの家に預けられ、その家で家政婦まがいの仕事をやりながら苦労して高校を卒業した。そして自分自身を追い込むように家を後にしたのだという。

都会での単身生活でも彼女は仕事に追われて息つく暇もなかったという。二四歳で現在の夫と知り合って結婚した後も、仕事と育児に忙殺され、ほとんど自分自身のことをふり返ることもなかった。彼女もまた文字通り人生を突っ走ってきたのである。そして、そういった生活が彼女の末子が八歳の誕生日を迎えるまで、つまり事件当時の彼女と同じ年齢になったその日を迎えるまで続けられた。彼女自身にとっても不思議なことに、それまで母の自殺のことを思い出すことはまったくなかったのだという。通院をはじめてそれを回想するようになってからも、「あれは夢ではなかったか」という思いがつきまとって、改めて親戚にわざわざ電話して事実であったことを確認するほどであった。

突然の自殺衝動と、彼女が八歳のときの悲惨な体験の侵入的想起との関係を推測するのは容易なことであった。診断的にも「ＰＴＳＤ（遅延発症型）」とすることは可能であるが、しかし、それにしても「なぜ自殺衝動なのか」という疑問がすぐに解けるわけではない。とくに三〇年近くもたってから、このような唐突な形でフラッシュバックが生じるようになるという例はほとんど報告されていない。なぜ長年にわたって封印されていた過去の記憶がこのようなかたちで回帰するようになったのか。それを考えずに、ただ診断だけを下してもあまり意味があるとは思えない。

父母のあいだで安穏として過ごした少女時代。そして晴天の霹靂のように、八歳のときに突然訪れた家族の崩壊。優しかった父親も豹変し、彼女は父親にも捨てられたという思いを拭うことができなかったという。その後は、それこそ昔をふり返ることもなく、先へ先へと走ってきた。ほとんど「息つく暇もない」人生をすごしてきた。そして皮肉なことに、突然の自殺衝動は、やっとはじめて彼女が「息をついたときに」突発的に生じてきたのである。末子が八歳の誕生日を迎え、彼女自身が「八歳の娘の母」になったことが、つまり母親との同一視がトリガーとなっていることは疑いない。面接の場面では、これまで整理しないままで放置されていた彼女の生活史が改めて取り上げられた。

歳はとっているけど、大人に成りきれてないというか、決着しないままで我慢してきて……大人として身につけるべきことをしないで、「仮面」だけで来たのかな。私は「父親っこ」だった。本当は母のことを憎んでいたような気がする。だから母は私を連れていかなかったのかな。憎むっていう気持ちの出し方もわからなくなっていたようです。身近な人とさえ心を通わせることもなく生きてきたから。〈夫にも？〉気持ちをどう出していいのかわからない。私の体験をどの程度わかってもらえるのか。もっと踏み込んで話せばいいけど、他人にはどうせわからないだろうし。

〈今は母のことはどう感じている？〉やはり捨てられたという思い……記憶から消していたのか、それも全然出てこなかった。でも母が亡くなった三四歳までは必ず生きてやるという気持ちはどこかにあったと思う。

　Gさんにとっても、やはり人生の屈曲が問題になっていたことがわかるであろう。八歳のときの悲劇以降、彼女は後ろをふり返ることもなかった。彼女自身が母の年齢を少し越えて、末子が当時の自分の歳になったのを境に、それまではりつめていた糸がプツンと切れたかのように「切断面」が訪れたのである。そこから「過去」が噴出してくるとともに、コントロールできない形で自殺衝動が切迫してきたのであった。

　ここであげた二つの症例は、二人とも真面目で見識もあり、順調な家庭生活を営んできた人たちである。「衝動のつきあげ」が生じるまでは、多難な人生を生き抜いてきたサバイバーであるといってもいいし、世間からも良識ある人たちとみられていることに疑いはない。彼らの日常にはこれといったストレスも存在していなかった。それにもかかわらず、彼らはいずれもあと一歩のところで犯行、あるいは自殺に及んでいたかもしれないのである。

「あと一歩のところで」という表現にはまったく誇張は含まれておらず、何がその一歩を分けたのかについてもみえてこない。やはりそれは少しの幸運、あるいは単なる偶然としか思えないのである。彼らはふつう以上に思考の柔軟性や内省能力を持っている人たちであった。そうであるだけに、世の中には「その一歩」をもっと簡単に踏み越えてしまう人が少なくないのではないかと思えてくるのである。

幸いなことに、両者とも問題になっていた「コントロールできない衝動」（攻撃衝動、自殺衝動）のつきあげは、比較的短期（三カ月以内）のうちにほぼ消失していった。彼らに対しては、心の深層にまで踏み込むような系統的な心理療法が行われたわけではない。私がその後の彼らの人生の全体を予測できる立場でないにしても、今になって思えば、「あと一歩」がこんなにも簡単に回避しうるものであったということがかえって不思議なくらいである。まるで振り子のように人生はどちらにでも気まぐれに振られるようである。

興味深いことに、心理面接がどのように役に立ったのかという質問に対する二人の答えも共通していた。すなわち彼らは面接を交わしているうちに「途切れていた自分の物語がつながった」と感じたというのである。彼らの人生にははっきりとしたクニックがあって、物語の裂け目をぬって危険な衝動が突出していた。面接室を訪れたときの彼らは、人生という物語の再編の時期を迎えていたということもできる。

2　手がかりとしての「解離」

しかし振り子が気まぐれにどちらにでも振れるというのが真実だとすると、それはやはり戦慄すべきことである。あと少しのところで境界線は踏み越えられたのかもしれないのである。手がかりとして与えられているのは物語が一つに統合されていなかったということである。物語の裂け目から突発的な逸脱行為（自殺、暴行）が出現するのだとすれば、そこに関与するメカニズムとしてまず考えなければならないのは「解離」である。

解離とは、もともと自分の一部であった心的部分（過去の記憶、感情、身体機能など）が自分の知らないあいだに統合を失い、自分から切り離されてしまうことをいう。S氏やGさんで問題になった突発的な衝動性も、そういった解離された心的部分に由来している可能性はないのかということである。以下ではこのメカニズムに焦点をしぼって、さらに「心の豹変」を説明するモデルを考えてみることにする。

青年たちの攻撃性や問題行動をめぐる状況は、ここ二、三〇年の間に精神科の診察室のなかでもかなり変化してきている。激しい攻撃性や自殺企図といえば八〇年代までは人格障害、いわゆる境界例（Borderline Personality Disorder; BPD）などを思い浮べるのが一般的だったが、「あれほどわれわれの頭を悩ませた青年期境界例はどこへいったのか」という思いを抱く専門家が今では少なくない。ＢＰＤの診断クライテリアを満たす場合でも、その多くは、われわれに強烈な陰性の逆転移を引き起こした古典的な境界例とは似て非なるものである。リストカットや大量服薬に代表される「行動化」にはしばしば記憶の欠落（ブラックアウト）が伴われ、彼らは他者巻き込み的（操作的）というよりも、むしろ自らのファンタジーのなかにさまよっているかにみえる。彼らは多かれ少なかれ「解離的」であり、その傾向を強くすればするほど、対人関係にあらわれる毒々しさは減じてくる。

しかし解離がどのような形で現代人の攻撃性のあり方に影響しているかについては、ほとんど知られていない。解離は人格の豹変性、予見の困難さを説明する有力な候補の一つではあるが、一方でそのメカニズムはそれ自体としては、なんら攻撃的とはいえないのである。そもそも解離とは、受け入れがたい危急の事態から主体を防衛するために機能するものであり、その際、「攻撃衝動―暴力行為」は主体から分断されることの多い心的複合の一つである。少なくとも解離が攻撃性の発現に直接結びつくという必然性はない。解離と攻撃性の関係は、たとえば定型的な境界例のように直接的ではありえないのである。実際に診察室で出会う解離性障害の人たちは、リストカットなどの自傷に傾きやすいかもしれないが、一般には攻撃的な人たちではない。もし主体を保護するはずの防衛メカニズムによって、かえって危険な状況に陥ってしまうというのなら、いったいそこには何が働いているのであろうか。

考えられるのは、解離がその防衛としての機能が破綻する局面で（その切断面で）危険な暴力発動を触発する可能性である。そのことは軽い形の解離が蔓延している現代的状況のなかでは、無視できない重要性を帯びてくる。今日的な生活環境のなかでは、現実的な対人関係を介する攻撃性の発露が制限され、ひきこもりに象徴される希薄化した対人関係のなかで、攻撃性は内向する傾向を強めている。そこに不完全な形での解離が増殖するに伴い、防衛の破綻の機会が増えることによって、攻撃性が突出する機会も高まる可能性があるからである。

このところ文献的にも、解離と攻撃性の関係を示唆する報告が散見されるようになったことは確かである。[2] しかし、それらは「解離があれば攻撃性が高まる」といった単純な因果関係を指しているわけではない。高い解離傾向（DES）をもつ入院患者には、スタッフによって有意に高い攻撃性が観察されるという報告もあるが、[3] より確実にいえるのは、むしろ「暴力的な事例（とくに犯罪事例）にはかなりの程度に解離メカニズムが見出される」ということである（たとえば暴力的犯罪者にはかなり高い解離傾向が見出されるという複数の研究がある）。すなわち「解離そのものが攻撃的とはいえないにしても、暴力的な事例には解離の関与が疑われる」というのが今のところの妥当な結論である。このことが何を意味するのかについては明らかではないが、少なくとも何らかの形で「解離が攻撃性を媒介している」、すなわち、攻撃性が突出する過程で、解離がその「媒介」ないしは「触媒」として働いているということはできるであろう。この他にもそれを支持するものとしては、いわゆる「虐待のサイクル」説がある。[4] つまり虐待の既往のある女性において、自分の子供を虐待する女性の方が、自分自身は虐待を受けたが虐待を行わない女性に比べて有意に解離傾向が高いことを示すのである。また健康な学生を対象にした質問紙調査などにおいても、虐待の既往と（身体的）攻撃性とのあいだには有意な相関が認められ、そこには解離メカニズムの関与が示唆される。

しかし、解離と攻撃性の関連を支持する報告は、主に一九九〇年代以降に集中しており、まだ研究の歴史はそう長くはない。とくに「突発的な攻撃性」への解離の関与については、その具体的なメカニズムがまったく知られていないし、今後の研究の手がかりになるようなモデルも提示されていない。突発的な攻撃性へと向かうベクトルは単純に線的なものではなく、おそらくそこには虐待やいじめ、あるいはひきこもりを含めた他の要因も複雑に絡んでいると思われる。とはいえ、ここでは話をあまり複雑にしないために、一つの単純なモデルを取りあげておきたい。「周囲を驚かせるような豹変」の典型として誰もが思い浮かべる『ジキル博士とハイド氏』である。古くさいものを持ち出すと思われるかもしれないが、この寓話は今日を予言するものとしての価値を少しも失っていない。

3　理念型としての「ジキルとハイド」

スチーブンソン[5]による『ジキル博士とハイド氏』（一八八六）は、今では二重人格の代名詞のように語られているが、実は仮にこれが現実の症例であったとしても、今日の多重人格（Dissociative Identity Disorder; DID）の診断基準を満たすわけではない。それにもかかわらず、一世紀以上も前に書かれたこの小説は、現代人の「解離による豹変」にも通じているという点で妙がある。

ジキル博士は思慮分別をふまえた名誉ある人物として知られていたが、ある時期から友人たちとの交際を一切絶ち、屋敷にひきこもるようになってしまった。作者がジキルに告白させたところによると、この対人的ひきこもりは「高邁な精神の背後に隠し続けてきた、邪悪で傲岸な彼の気質」と関係していた。彼はかねてより小さな放蕩を繰り返しながら、そのような性格的葛藤を解消してきたのだというが、ひとまず社会的地位を獲得し、思慮分別を備える年齢に達した頃から、皮肉なことにその葛藤は頂点に達するようになってしまったのである。平たくいえば、地位や名声を得てしまい世間に顔も知られてしまった彼は、若い頃のように憂さ晴らしをするわけにもいかず、その欲求不満がエスカレートしてきたというわけである。

そしてジキルはふとしたきっかけで「ある種の媒体（薬液）がわれわれのまとっている肉体の衣をゆさぶり、はぎとってしまう力のあることを発見した」。彼は薬品の力を借りてハイド（隠れるという意味）に変身すると、「義務の束縛から解放され、小学生のように、たちまち借着を脱ぎ捨て、放埓の海へと頭から飛び込む」ことができた。ハイドを介して行われる「秘密の快楽」は、いったんはジキルを罪悪感ないしは葛藤から自由にしたかにみえた。彼はそれを喜んで受け入れたが、しかし早晩それは思わぬ方向に加速してゆくことになる。

ハイドは次第に彼のコントロールを離れて行動するようになってしまうのである。そしてジキルはハイドを「彼」と呼ぶようになり、もはや彼を「私」の一部とは感じなくなった。ハイドはジキルとはまったくの別人格としてふるまうようになったのである。ハイドの出現によって保たれていた彼の心のバランスは、再び破壊に向かって突き進むことになってしまった。その結果としておとずれた悲劇的な結末については説明を要しないであろう。ハイドはある夜、通りで出会った一人の紳士に突然ステッキを思い切り振り降ろした。そして、「猿のように怒り狂って相手を踏みにじり、雨あられと打撃をあびせたので、骨は音を立てて砕け、身体は跳ね上がった」。

ジキル博士の悲劇についての見事な心理描写は、あるいは作者であるスチーブンソン自身がそれに近い心理状態を経験していたのではあるまいかと疑わせるほど真に迫るものであるが、それはさておき、ジキルがなぜ今日の診断クライテリアでは「多重人格」ではないのかについては、少し説明しておいた方がよいであろう。

解読のヒントは、ハイドが出現するずっと以前から、ジキルのなかには相矛盾する二つの気質があって彼を苦しめていたという点である。ハイドの出自がその一方、すなわちジキルの「邪悪で快楽主義的な気質」にあることは確かである。その意味では文字通りハイドはジキルの隠された一面にすぎなかった。それは彼のもう一方の気質、つまり「必要以上に体裁を作りたがる気質」とのあいだに決定的な葛藤を引き起こしていた。ジキルは自らの「悪魔的性質（潜在的攻撃性）」を以前から自覚していたのであるが、決してそれを人前に出すことはなく、孤独のうちに懊悩していたのである。そして医師としての名声を獲得すればするほど、若い頃から繰り返していたという「小さな放蕩」を放棄せざるを得なくなってしまった。それまで以上に彼がそれを隠蔽しなければならなくなったことが彼を対人的にひきこもらせたともいえる。そして、ひきこもりの結果として、かえって彼の内的葛藤は頂点に達してしまうことになったのである。

彼がハイドの出現を最初歓迎していたのは、彼の内面にあった厄介な攻撃性をハイドに投射する（他有化する）ことによって、彼が内的葛藤の苦痛から解放されたと感じたからに他ならない。つまり「解離」はある時期まではジキルにとって適応的に働いていたのである。問題が生じたのは、そのような「解離」に頼っていた微妙なバランスが破綻した後であった。

実際の多重人格では、ジキルとは違って人格的葛藤があらかじめ意識されるということはない。むしろそのような内的葛藤が存在しないというのが解離の本来の特徴なのである。すなわち主人格（中心となる人格）に対しては、「解離された部分」ははじめから隠されていなければならないのである。もちろん多重人格においてもハイドのような人物には頻繁に遭遇するが、その場合には主人格はそれを認知しておらず、後に、「自分とはまったく異なる人物」の存在を「外から」知らされて驚愕するのが通例である。

しかし、それでもなお（というよりも、それゆえにこそ）、この寓話はきわめて重要な意味をもつのである。実は、今日問題になっている「人格の多重性」のほとんどが、多重人格としては不完全なタイプ、いうなればジキル／ハイド型の多重人格なのである（これについては後章で詳述する）。

境界線の手前で踏みとどまった症例（たとえば先に紹介したS氏やGさん）においても、明らかな葛藤ではないにしても、「物語の複数性」として、自らの人格のなかに矛盾を宿していた。そして「心の豹変」ないしは「唐突な攻撃性」は、人格のシステム間の移行の時期にさしかかって、そこに生じた裂け目から湧き出すように突出していたことを思い出してほしい。

ジキルの悲劇を単に戯画的といって済ますわけにはいかないのは、「事実は小説よりも奇なり」を地で行く症例が今日では決して少なくないからである。しかも現代人にとっては、ジキルのような媒体（特殊な薬液）は必要がない。それは後にのべるように、現代人の置かれた状況そのものが特有の媒体として作用しているからである。ただし実際の犯罪例においては、それほど話は単純にはいかないし、どうしても「みえない部分」が残ってしまうこともあらかじめ付け加えておく方がよいであろう。前にもふれたように、境界線を踏み越えてしまった症例（犯行例や自殺例）については、われわれの扱いうる情報はかなり制限される。またそこでは、いうまでもないが、様々な歪曲や倫理的な問題が複雑に絡んでくる。そういったことを前提にして、さらに話を進めていくことにする。

4　現代のジキルたち

ここで、私自身が経験した犯罪症例をとりあげることにする。なお、症例提示にあたっては概要を損なわない範囲で必要な変更を加え、名前も仮名としている。

ナオミ（三九歳）

少し前のことになるが、昼下がりの診察室に清楚な雰囲気の婦人が訪れてきた。訪れてきたといっても数人の警官につれられてのことである。かぼそい両腕には手錠がかけられていた。ところが罪状は、ほとんど面識のない他人の家への放火。本人自身がおこしてしまった事件の重大さに狼狽していた。留置後、不眠、困惑状態が生じるため、鎮静剤を求めて来院したということだった。もちろん周囲にとっても、事件の与えた衝撃が大きかったことはいうまでもない。初老の母は、このような犯行はふだんの彼女からはとても考えられないといって肩を落としていた。

事件の概要

ナオミは年齢よりもかなり若くみえる端正な顔立ちの主婦であったが、X年五月、十数回にわたって、ほとんど面識のないT夫婦に対して「別れなければ殺す」などといった脅迫手紙を送付した末に、同月、T氏とその妻S子の車をハンマーなどで破損させた。そして六月にはS子の車に放火、さらに同日S子の実家に放火するに至った。

事件前夜まで

祖父母や両親に溺愛されて育ったナオミは、妹が生まれるまでは、周囲から快活で積極的な性格とみられていた。しかし五歳の時、妹の出生とともに母親の愛情が妹に移ったことをきっかけに、ナオミは癇癪をおこすことが頻繁になり、それを叱責されると自宅に火をつけようとしたことがあった。こうした傾向に対して周囲はさらに激しく彼女に折檻を加えたこともあって、ナオミは抑制的で小心な性格に変わってしまったという。そしてそれ以後、大学卒業までの学生時代を通して、内気で勤勉な学生として、問題のない生活をすごした。

二二歳で大学卒業と同時にある中堅企業に就職し、周囲からは「真面目で頼れる人」という評価をうけていた。昇進も順調で、家庭でも一児の母として妻として順風満帆の毎日をおくっていた（と周囲にはみえていた）。夫婦の間で小さな諍いがなかったわけではない。しかしそれまでの彼女は、だれの目にも犯罪などとは無縁の優等生的な主婦であった（とだれもが思っていた）。

そうした順風満帆にみえた生活に翳りがみられるようになったのは、皮肉なことに、事件の五年前、ナオミが管理職への昇進を果たしたことを契機としていた。どういうわけか、それを機に夫から些細なことで罵倒されることが多くなり、夫婦仲は次第に険悪になっていったのである。彼女は夫からの愚痴にしばらくは耐えていたというが、そのうちに抑うつ的になり、仕事への意欲も失われていった。ナオミの頭のなかにアキナという別の人格（ＩＣ）があらわれたのも、その頃のことである。

アキナという人格は快活で奔放な性格であり、当初、抑うつ的になりがちなナオミを「姉のように」励まし、ときには無気力に陥った彼女に成り代って（人格変換）、仕事を行ってくれることもあったという。しかし、そのうちにアキナは夫に隠れて同僚のＫ氏との交際を始めるようになってしまった。

ナオミとアキナという二つの顔を行き来するという綱渡りのような生活のなかで、彼女は心の平衡をかろうじて保っていた。そのような奇妙な「二重生活」が、その後も五年近く続いたのである。ナオミとアキナのあいだには「内的な会話」が可能であり、両者のあいだの疎通はほぼ完全に保たれていた（健忘障壁は存在しなかった）。つまりナオミはアキナの放埒を容認していたことになる。

こういった不安定なバランスを長く続けることができたのも、両者のあいだに「持ちつ持たれつ」という関係が成立していたことによる。

しかし、事件の一年前の五月頃から、交際相手であるK氏とのあいだでも諍いが絶えない状況となり、次第にこういった二重生活にも終止符がうたれるときが近くなった。雑談のなかでK氏の口から、その友人であるT氏（被害者）が、それまで付き合っていた女性と別れて、別の女性S子との結婚に臨もうとしていることを小耳にはさんだのもその頃であった。ナオミ（実はアキナ）は、それまでまったくT氏とは面識がなかったが、K氏との諍いが増えるにつれ、T氏に電話で相談を持ちかけたことがあったという（実際に顔をあわせたことは一度しかない）。同年一二月、K氏からはっきりと別れを告げられ、ナオミ（アキナ）はT氏を介してK氏のアパートの鍵を返却した。ちなみにT氏は婚約者であったS子とX年一月に結婚した。

ナオミ（アキナ）の回想によると、K氏と別れ話が持ち上がった頃から、頭のなかにアキナとは別に「鬼のような人格」と「幼児のような人格」が現れるようになっていたという。その二つの人格（人格断片）とは対話を交わすことができず、またその性別さえわからないという。攻撃的人格が出現するときには往々にして健忘が伴われ、彼女にはほとんどそれを制御することができなくなるということであった。

どのようにして事件は生じたのか

いうまでもないが、実直で小心だったはずのナオミが放火という重大犯罪に至ったことが周囲に与えた衝撃には計り知れないものがあった。さらに理解に苦しむのは、彼女の攻撃が向かったのは、交際相手であったK氏ではなく、ほとんど面識がなかったT氏と、まったく面識のなかったその妻S子だったことである。彼女の五年近くにわたる二重生活については、事件が発覚するまで周囲にはまったく隠されていた。そういった行状も、裁判での心証をさらに悪くしたことは想像にかたくない。

ここで、「放火」が彼女にとっては初めてのことではなかったことを思い出しておこう。五歳時、すなわち妹の出生のすぐ後にも自宅に火をつけようとして、彼女が激しく折檻されたことである。その前後に、家人によって認められた彼女の「人格の屈曲」が、攻撃衝動の抑圧と密接に関係していたことは容易に推測しうる。また、夫との不和を境に出現したアキナという快活な人格は、おそらくは「屈曲」の際に切り離された、それ以前の天真爛漫な彼女と一部重複しているようにもみえる。そのアネゴ的ともいえる人格が夫への復讐（不倫関係）に彼女を走らせたとみても間違いではないであろう。しばらくのあいだ、アキナとの二重生活によってナオミの心的平衡は保たれていたが、K氏との離別によってそのバランスが急速に破綻し、制御できない攻撃的人格が現れることになったのである。

実は、当時T氏にあてられた何通もの脅迫手紙の内容から、ナオミのファンタジーのなかでは、五歳時に生じた「物語の屈曲」が事件と重奏しているということが明らかとなった。つまり、ほとんど面識がなかったT氏とその妻S子に対する激しい攻撃性の背後には、結婚前にT氏によって見捨てられたという見知らぬ女性との同一視があり、そこには、妹の出生の後、家族による愛情撤収をめぐる（解離された）怒りが、侵入的に回帰していたと考えられるのである。面接で「鬼のような人格」が現れたとき、ナオミは狼狽し、しばしばもうろう状態へと陥った。不倫相手のK氏から見捨てられるという状況のもとで、長く潜伏していた第三の人格部分が再現したものと思われる。

なお詳細は省くが、ナオミは鑑定医によって「ガンザー症候群」ないしは「演技性人格障害」と診断され、「完全責任能力」を有すると判断されて実刑に服した。裁判のなかでは、犯行はT氏をめぐる「嫉妬」に基づくものと断定され、人格の複数化やもうろう状態も、拘禁による反応、あるいは免罪をねらった意図的な創作と判断されてしまった。しかし、少なくとも犯行そのものについては健忘していたにもかかわらず、ナオミには罪状を自らのものとして真摯に受け止めようとする姿勢がはっきりと認められていた。

5　解離は危険なメカニズムなのか？

すでに述べたように、解離という防衛機制そのものが攻撃的であるというわけではない。解離が有効に機能しているときには危険な衝動性はコントロールされているはずである。多重人格といえども、その定型例においては、攻撃衝動を交代人格の一つに委ねることによって、危険が回避されているケースが稀ならず認められる。その場合には、「外傷記憶‐攻撃衝動」が、幾重にも重なる複数の交代人格によって、主人格から遠く離されて、奥深くに隠蔽されている様子がしばしば観察される。すなわち、いくつかの交代人格は、主人格に成り代わって攻撃的人格をコントロールする役目を担っていることが多いのである。主体のあずかり知らぬ場所で、それらは防衛システムの「網の目」を構成し、その防衛機制としての役割が続いているうちは、危険な逸脱は回避される。問題が生じるのは、防衛としての解離がなんらかの理由で機能しなくなるときである。

ナオミの攻撃衝動は、もともとは同胞葛藤や不適切な折檻（ただし虐待があったという証拠はない）にその起源をもっていたものと推測される。ジキル博士と同様、ナオミにとっても解離（アキナとの二重生活）は、それが破綻を迎えるまでは、微妙なバランスのなかで、彼女の内的葛藤を解消するのに貢献していたようにみえる。ただ、ジキル博士にとってもそうであったように、ナオミにとってのアキナも、交代人格というよりもＩＣという範囲に留まっており、互いのあいだに健忘の壁は存在しない。解離は「主体‐ＩＣ」という線的なバランスシートのなかで、攻撃衝動を主体の内部から外部へとずらすものにすぎないのであり、その意味では、防衛としての解離は不完全なままであった。ナオミのバランスはＫ氏との関係（すなわち夫への攻撃性の発露）なくしては保たれなかったことは、彼女の「突発的な逸脱」がどのような経緯で出現したかをみても明らかであろう。

解離の傘下からオーバーフローした攻撃衝動が何故あんなにも危険な様相を呈したのかについて

は、やはりこのメカニズムの性格と無関係ではないと思われる。解離においては、抑圧のような象徴的加工が行われず、心的複合は生のまま分断されている。ナオミにおいても、偶発的なきっかけによって、幼時の心的葛藤が、あたかも鍵穴に鍵をさしこむように、象徴的加工のないまま突出してしまっていた。解離の破綻が「突発的な逸脱」へと繋がるのは、前もって攻撃衝動への主体の関与と加工が外されているからであり、オーバーフローして自由になった攻撃衝動は、解離の傘下から離れた途端に、原型のまま（抑制を外されたまま）暴走してしまうことになるからである。

繰り返すが、解離とは危険な攻撃性から主体を防衛するために機能するはずのものであった。ジキル氏やナオミに生じたこと、すなわち自らの攻撃衝動（あるいは性的衝動）をＩＣに委ねる（他有化する）ということ自体が危険なのではない。危険が訪れるのは、その防衛システムが破綻するときであり、したがってなぜ何故そのような破綻、つまり「解離の切断面」が生じたのかということこそが問題なのである。先に述べた「解離が攻撃性を媒介する」ということの意味も、その辺りにありそうである。

6 「物語の屈曲」から「人格の解離」へ

もともと解離とは、ある体験内容や精神機能が「私」（主体）というシステム内におさまらなくなって、「回収されない部分」として切り離されることをいう。しかし、たとえば解離が十分に機能するならば「不都合な過去」が完全に忘却されるのかといえば、もちろん話はそれほど単純でない。私だけがそのエピソードを忘れても、周囲はそれを忘れてくれないからである。「不都合な過去」をただ忘却して済ますなどということは、外国にでも逃亡して新しい名前で、新しい人生を始めないかぎりは無理であろう（かつての解離性遁走（「心の旅路」）とはそういったものであった）。この情報化社会のなかで、人と人のあいだ（共同世界）に生きている以上、「不都合な過去」はどこまでも追いかけてくる。解離において、健忘が主役を演じた時代はもう昔のことである。

単純な例をあげてみよう。優しかった大好きな父親に、突然レイプされた少女はどのような経過を辿るのであろうか（そのような例は臨床上、珍しくない）。彼女のなかでは父と娘というそれまでの関係性と、異性としてふるまった父親の行為は永遠に両立不可能であろう。その場合には、性的虐待という忌まわしいエピソード（不都合な記憶）は運よく忘却されるか、あるいはその体験を容れる別の記憶体系のなかに封印されるかのどちらかである。

しかしナオミや、先にあげたS氏が体験した生活史上の屈曲は、そのような人格内部の解離を引き起こすほど深刻なものだったのであろうか。ナオミは幼児期までは家族の愛情を独占し、天真爛漫にふるまっていたというが、五歳時の妹誕生をきっかけに、急速に抑制的で過剰適応のモードへとスイッチを切り替えた。ただそれ自体としては、どこにでもありそうな話であり、とくに同情すべき事情ともいえない。人生の転機はだれにでも訪れるものであるし、年を重ねるうちに、そういった苦痛なエピソードも過去へと沈殿していくものであろう。なぜ、ナオミの場合には、五歳時の

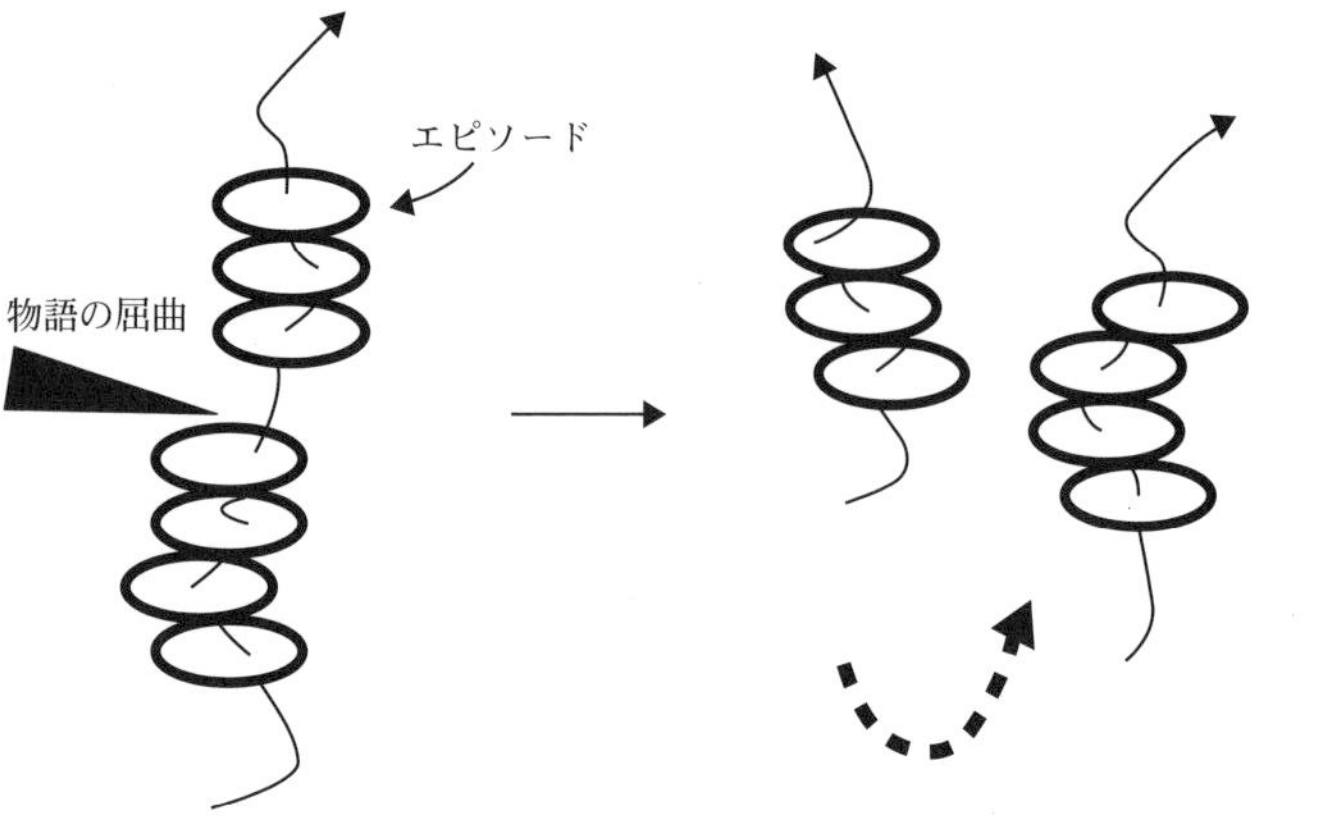

図４－１　「物語の屈曲」から「人格の複数性」へ

ビーズ玉を個々のエピソード記憶に，そして時間の経過を過去から未来へと連なるビーズの糸にたとえれば，個人の体験の継起とはビーズ玉を一つずつ糸に通していくようなものであり，アイデンティティーとはビーズが一本に連なっていることを意味する。ある時期に急激なモード変換（物語の屈曲）が生じると，屈曲前のモードは単に忘却（抑圧）されるのではなく，まったく別の系列（アイデンティティー）として併存することになる。

モード変換が、その後の彼女の人格の複数性へとつながってしまったのであろうか。先にあげたような性的虐待の場合とは異なり、ナオミは、五歳までの「不都合な記憶」を完全に忘却したままで生涯を通すこともできたのではあるまいか。

生活史におけるこうした「物語の屈曲」が「人格の複数性」へと展開していった経緯にはいくつかの不可解な点が残されるが、ここでは、ひとまず次のようなシェーマ（図４－１）を提示して理解の助けとしておこう。

図に示したように、一つの人格、あるいはアイデンティティーというものを考えるとき、そこには統合された時間性、つまり歴史的連続性が成立していなければならない。人生の屈曲、すなわちクサビが打ち込まれる五歳までの天真爛漫だったナオミの記憶体系は、無意識へ垂直に抑え込まれずに、主体に並列する形で浮かび上がってきたのである。五歳のときに断裂した部分が、彼女の歴史の全体性をはずれて別の人格体系（アキナ）として蘇ってきたのはなぜであろうか。

事件にいたるまでの四年余りのあいだ、ナオミとアキナという二人の物語は生活のなかでだれに咎められることもなく併存していた。すなわち二つの人格モードの往復のなかで、微妙なバランスが保たれていたのである。しかし、そのバランスはK氏という第三項がなければ成立しないものであったことが明らかとなる。つまり、K氏との交際が破局を迎えた途端に、取り返しのつかない形で「裂け目」が拡がってしまったのである。裂け目は、もはや彼女のコントロールの届かない、完全な「外部」であったことは確かである。攻撃衝動は、その裂け目にそって噴出したようにみえるのである。

こうした一連の破局への足取りが、ひとまず彼女が苦労して人生の課題（仕事、育児など）を達成したかにみえたそのときに始まっていたとすれば、まったく皮肉といわざるをえない。

7　フライングする解離

なぜナオミにこのような変化が訪れたのか。少なくとも彼女の人格や生育環境のなかには、犯行を予見させるような特別な何かを探すことはまったくできなかった。彼女に認められたような「物語の屈曲」から人格の複数化へと向かう傾向は、現代人の心に潜伏して広がっているのである。「一つの物語」を生きるという自明性をいつまで維持することができるのか、はなはだ心もとない状況にわれわれは置かれている。

もちろん、だれにとっても、もともとモードが一つに固定しているというわけではない。それは本来、様々な形を取りながら移行していくものである。たとえば、成長の過程でわれわれは生まれ育った家を離れると同時に、子供としてのモードから離陸することを余儀なくされる。ただその際、子供モードは完全に切り離されてしまうのではない。われわれは様々なモードを内に含みこんだまま、次のモードへと展開していくのであり、状況さえ許せばいつでも元のモードに戻る（退行する）ことができる。複数のモードのあいだを行き来できるというのは、本来、人間だけに許された卓越した性質である。それゆえにこそ人は動物とは異なり、一つの環境からの呪縛を逃れて別の環境へと飛び出していくこともできたのである。

いつ、どこで、だれと出会うかによって様々なモードがあらわれてくる。意識するかどうかにかかわらず、時々に応じて知らず知らずの内に、われわれは顔を変えているのである。しかし、あくまでそれは一人の個人にあらわれる様々な側面であって、別のモードに移行するといっても、そこに複数の人間があらわれるわけではない。いくら多数のモードがあらわれても、そのどれもが私の多様性であって、それによってアイデンティティーが揺さぶられはしない。そのいずれもが私に属しているのであって、多元的になっていくわけではないのである。

多様性というのは、沈殿していく時の経過のなかで獲得されていくものである。唱歌でもないが、おじいさんの古時計に愛着を感じるのは、そこに長い時の経過や家族の物語が刻まれており、対象のなかに様々なエピソード記憶が重奏してくるからである。そこに物語的内包が付与されればそれだけ、古いものは価値あるものとなる。それは人間についても同様である。歴史を重ね、様々な経験を経た者ほど「人格の多様性」という深みに到達することができる。伝統的な地域社会では、歳を重ねるほどに、老人は価値あるもの（長老）として尊重されたのである。

そう考えると、今ほど「沈殿する時間」への感性が軽視される時代もない。庭のゴムホースがやがて朽ち果ててボロボロになってしまうように、歳を重ねたものは、まるで無価値で汚いものとみなされてしまう。われわれは使い古した万年筆に愛着を感じたように、古いバージョンのパソコンや携帯電話に執着してはいられない。時代は次々と新しいものを要求し、少年の頃に遊んだ神社の森も、故郷の町並みも過去の面影をすっかりなくしていく。工場で大量生産される規格化されたプレハブ住宅に住んでいると、心象風景といったものも見失われてしまうらしい。どうやら今の時代、時間は沈殿し重奏していくことをやめて、ただ単に過ぎ去るだけになっていくようである。時代の変化のなかで、生産性を持たないという理由で、老人は次第に無価値なものとみなされるようになった。

少し話がそれてしまったが、ここで解離とは個人の歴史（同一性）に回収できない心的部分を分離することであったことをもう一度思い出しておこう。単純にいえば、耐えられないほどの心的外傷であるがゆえに、個人を庇護するために解離が作動するのである。そこで問題となっているのは、外傷エピソードが回収されるべき主体（物語的同一性）とはどんなものであったかということである。あるいは、ほとんど日常的と思えるような出来事にさえ、容易に解離メカニズムが作動してしまうという今日的な事態が何を意味しているのかということである。ただ単にいじめや虐待の増加によって心的外傷に曝されやすくなっているというだけではない。明らかに個人が把持しうる歴史性の厚みが失われているのである。つまり個人のうちに多様性を回収しうるための「歴史の全体性」が機能しなくなっている。そういった変化がここ最近、われわれの心のなかで加速度的に進行しているのである。

時間の重奏性が剥奪されたところに、多重性（多元性）があらわれてくる事情をもう少しだけ辿っておこう。健常者において多重性が問題になることがないのは、たとえ別のモードに移行したにしても、それが単独で前面に躍り出ることはないからである。たとえば、深い後悔のなかで、あるいは激しい焦りのなかで「死んでしまいたい」という悲観モードに陥ることがあっても、あるいは「だれかを殺してしまいたい」と思うことがあっても、そこから実行に至るまでには大きな隔たりがある。われわれの物語的同一性の方から、それを押しとどめる力が潜在的に働くからである。「死んでしまいたい」というのは、多様に重奏するモードのうちで、たまたま前景にある部分にすぎない。逆説的ではあるが、それゆえにわれわれは安心して「死んでしまいたい」と嘆くこともできたわけである。あるいは、極度のストレスを抱えて電車のホームに立っているとき、「だれかを突き落としてしまいたい」といった空想が生じたとしても別に慌てることはない。そういった「攻撃モード」が遊離して暴走することは、個人の物語がその統合機能をはたしているかぎりはありえないことだからである。

ところが最近は、ナオミのように、ほんの少しのきっかけでふいに別のモード、すなわち統制のきかない「外部」へとスライドしてしまうケースが目立つようになってきたのである。少し背中を押されるだけで、別のモードへと押し出されてしまう不安が、漠然とではあるが拡がってきている。「ふと、電車のホームから飛び降りてしまうかもしれない」と語る青年は、自分が決してそんなことはしないだろうという確信を持てないのである。ふつうの青年が「死んでしまいたくなる」と語るとき、われわれは「そんな気持ちはだれにでもある」といってすますわけにはいかないのである。一見適応的な顔をもっていた青年が予見不能の突発的な衝動性（自殺や反社会性）を示すときにも、そこにはもう引き返せないような事態が生じている。そのような事態を、個々の事例における不幸な偶然に帰して済ますことはできなくなっているのである。

多様性が個人の内部の出来事なのに対して、多重性では内部と外部の関係が問題になってくる。要するに、そこでは自分のアイデンティティーを越えたところに自分とは「異なる人」があらわれるのである。私のアイデンティティーのなかに回収できない「異なる部分」があらわれ、それが箇単に他性を帯びてしまう。それも今ではふつうと異常の境界線を越えて、日常生活のなかにもそのような現象が顔をのぞかせるようになったのである。

些細なストレスによっても、引き金は容易に引かれてしまう。もはや生命を脅かすようなトラウマから主体を防衛するために解離が作動するというのではない。その限界線の遥か手前で、なぜか解離のスイッチは押されてしまうのである。「トラウマによる解離」ではなく、日常的と思われる出来事ですらトラウマの形式、すなわち個人の内部に回収されないものとしての性格を帯びてしまうのはなぜであろうか。

およそ解離という防衛が必要とは思われないところからでも、解離は簡単に作動してくる。この謎を解いていくためには、さらに一歩進めて、解離というメカニズムが単に防衛機制として作動するのではなく、それ以前に個人の心の構成があらかじめ変容している可能性を考えないわけにはいかない。どうも問題は体験が外傷的か否かというよりも、個人の体験形式がもともと細切れになっていること、もっというと世界全体が「解離的」になっていることのようなのである。個人－世界の構成が多重になっており、ふつうの体験すら「トラウマ化」させてしまう襞のようなものが生じているのである。

平板化してしまった時間を土壌として、インターネットなどのサイバー環境の浸透によって、それこそ無数の完結した小世界が出没するようになっている。以前のように、ファンタジーは「現実に対立するもの」という範囲に留まってはいない。時代の流れのなかで、世の中が「中心としての秩序」を失い、「秩序の内部」が失われつつあり、いたるところに「外部」が出現していることが、個人の側にも人格の多重化を生じやすくさせているようにみえるのである。

世界の構成がどうなっているのかをさらに論じていくとき、現実と空想、あるいはリアルとファンタジーをどこで分けるのか、両者のあいだの境界線が不鮮明になっているという事実を避けて通ることはできない。「現実は知覚的にあらわれ、空想は表象的なものである」といった、これまで慣れ親しんできた区分も今では相対的なものになっている。空想（あるいは妄想）が「私だけのもの」であるのに対して、現実世界とは自分以外の他者と共に構成された世界（共同世界）のことを指すといった従来の常識にも疑いが生じているのである。

確かに、以前ならファンタジーとは他者と共有しうるようなものではなく、逆に「共同的なもの」がすなわち現実世界であると考えられてきた。しかし今ではインターネットゲームに熱狂している青年のことを、ただファンタジーに没入しているとはいえない。その世界も複数の他者とコラボレートされた世界だからであり、ディスプレイの向こうには現実の他者が存在するし、キイボードはときには実際の舌よりも雄弁に語る。そこには匿名であるがゆえに、生き生きとした感情が交わされることもある。すなわち、それは現実的な人間関係と等価であるし、場合によってはそこに経済的（現実的）な利益ないしは損失が伴われることもある。サイバー環境においては自由自在に小世界が展開しており、現実的なニッチ（くぼみ）を無限に増殖させているとみなければならない。一見平板化しつつある日常世界の背後で、世界全体が「解離的」になっていく過程が進行しているのである。

叩けよ、さらば開かれん――キイボードをたたけば、小世界の扉はいくらでも開かれる。その一つ一つは完全に独立しており、望むならば、われわれは完全に名前や性別を変えて小世界のどこかに参入することができる。われわれは遁走しなくても、一時的には解離シェルターに逃げ込むことができるわけである。今や物語は無限に増殖しており、ほんの少し足を踏み出すだけで新しいモードを手にすることができる。逆にいえば、注意しなければ、いつ「兎の穴」に転落して、アリスの不思議の国に迷い込んでしまうかもしれない。

世界のあちこちに裂け目が開いている。世界は「多様化」というよりも「多重化」ないしは「多元化」しつつあるのである。世界という一枚の織物は今ではコマ切れになっていて、そこにはいくつもの切断面がみえている。本来の意味のトラウマから解離が作動するというのではない。あらかじめ世界が解離的になっており、トラウマによって解離が作動する以前にすでにスイッチは入っているのである。

フライングする解離の正体とは、あらかじめ、いくつもの解離ポケットが用意されており、通常の体験ですら、トラウマのような形式を獲得する可能性に開かれていることに他ならない。物語の底に抑圧されていたはずのモードも裂け目からふいに顔を覗かせるかもしれないのである。

現代社会においては、虐待、いじめ、対人的なひきこもりの増加など、攻撃性を内向させる機会に満ち満ちている。攻撃衝動の内向と並行して、世の中は軽微な解離に満たされるようになったのであり、物語の切断面をいたるところに生じさせている。その裂け目にそって潜行していた攻撃性が爆発的に解放されるのではないかというのもありそうな仮説である。

もっともこういった仮説は、すでに本来の解離の理解をかなり踏み越えていることも付け加えておかなければならない。もともと攻撃的とはいえなかった解離という防衛メカニズムが攻撃的な様相を強くしつつあるというのが今日的状況といってもいいが、それはすでに解離という用語の適用範囲を越えているかもしれない。本来は個人の防衛メカニズムである解離という用語を「世界の構成」にまで拡張するのは厳密ではないからである。その点についてはもっと先の章で再考することにする。

注

（1）第7章を参照。
（2）大饗広之（二〇〇七）「解離と攻撃性」（精神科治療学、二二巻、二九一－二九六頁）を参照。
（3）Quimby, L. G., & Putnam, F. W.（1991）. Dissociative symptoms and aggression in a state mental hospital. *Dissociation*, **4**, 21–24.
（4）Egeland, B., & Susman-Stillman, A.（1996）. Dissociation as a mediator of child abuse across generations. *Child Abuse & Neglect*, **20**, 1123–1132.
（5）スチーブンソン『ジーキル博士とハイド氏』（海保眞夫訳、岩波書店、一九九四年）。

第五章　精神科のカルテより

1　「臨床等価例」の多様性

前章では解離を中心に話を進めてきたが、もちろん逸脱のメカニズムとしての解離はまだ候補者の一つにすぎない。それ以外の可能性についても検討する必要がある。本章ではもう一度精神科の診察室に戻って、全体を俯瞰するための手がかりを探ることにしたい。

臨床に即してということになると、どうしても「疾患」という観点を外すわけにはいかなくなる。世間に生じる逸脱はたいていの場合、なんらかの精神疾患（臨床等価物）に対応していると考えられてきた。たとえば非行や家庭内暴力ならば「行為障害」「反社会性人格障害」「境界性人格障害」（ＢＰＤ）、またひきこもりであれば「退却神経症」「回避性人格障害」あるいは「初期統合失調症」

といった具合に、一対一ではないにしてもそこには臨床上の対応物を探すことができる。その場合、非行（反社会的行動）、家庭内暴力（行動化）、ひきこもり（回避行動）などは、それ自体としては非特異的な行為パターンを越えるものではないが、これらは診断に有効な手がかりを与えており、ほとんど「症状」と等価とみなされる。

ところが「突発的な逸脱」については、事情はかなり異なっている。犯行にしても唐突な自殺行為にしても、たいていの場合、それは後にも先にも一回限りの行為なのである。いったん犯行に及んでしまえば、社会的管理下に置かれるため、それを反復するわけにはいかないし、そこにある行為パターン、すなわち「反復する形式」が見出されなければ、それは「症状」とはみなせない。たとえば彼らに「反社会性人格障害」あるいは「衝動制御の障害（impulse-control disorders）」というレッテルをはろうとしても無駄であろう。[1] ましてや「予見不能性」というのは、衝動不耐性を特徴とする不安定な人格構造（ＢＰＤなど）との関連で取りあげられるものでもない（もともと人格が不安定であれば、逸脱は予見可能である）。ここで問題にしているのは、そうした人格障害、精神病、脳器質性疾患などを除外しても、なおこの種の予見不能性の中核部分がブラックボックスのままで残されてしまうということであった。

精神科外来にはさまざまな人たちが訪れるが、周囲やわれわれを驚かすような予見不能の「突発的な逸脱」を示す症例をあげるのは、実はそれほど簡単なことではない。われわれは彼らの話を聴きながら、そこにストーリーを組み立て、人物の全体像を描いていく。そこで行われる見立て（診

表5-1 「突発的な逸脱」のクライテリア

(1)激しい突発的行為 実際に，あるいは危うく犯罪行為または自殺に至るほどの激しさ（必ずしも「衝動的」ではない）。 (2)予見不能性 ①過去1年間にそれを予見させるような傾向は観察されない。 ②突発行為は周囲，本人の一方，または両者にとって予見不能なものとして認識される。 ③前駆する直接的な（それに見合うほどの）心因は認められない。 (3)臨床診断については問わない。 ただし癲癇，物質乱用，器質性の要因が直接関与するもの，あるいは衝動不耐性，自殺念慮を診断的特徴とするもの（BPD，身体化障害，大うつ病など），明らかな精神病（統合失調症）は除外する。

＊年齢については当面は問わないことにする。
＊アスペルガー障害などの発達障害圏については除外しない。

断）とは、つまるところは彼らのそれまでの生活史や症状経過から、今後の成り行きに予想を立てることに他ならない。好むと好まざるとにかかわらず、われわれは予想屋を生業としているともいえる。

したがって予想を裏切るような形で突発してくる行為とはいっても、何をもって「予見できなかった」とするかの判断にあたっては、多かれ少なかれ主観的要素が入り込むし、専門家の診断能力や経験にも左右されるのである。要するに、恒常的対象（反復して現れるもの）とはいえない一回的な事象というのは、厳密には科学的研究の対象にはならないのである。しかし、なんにせよ「予見不能の突発的逸脱」を、なんらかのクライテリアのもとに規定しないかぎりは、話は始まらない。ここでは臨床例（通院症例）のなかに、表5-1のような暫定的なクライテリアを通して、予見不能で突発的な逸脱を探ってみた。多少強引ではあるが、少なくとも臨床

表５－２　「突発的逸脱」の臨床診断

「突発的逸脱」の内容	発現機制
同僚への傷害	解離（IC）（記憶欠損あり）
妻に対する殺意，通行人への暴力	解離（記憶欠損あり）
他人の家，車に放火	解離（交代人格の出現）
突然の自殺企図（灯油をかぶって出火）	解離（IC）
父親への殺意，大量服薬	外傷記憶の侵入的想起，軽度の解離
就寝中の夫の首をしめる，手首自傷	解離（交代人格の出現）
器物破損，自殺（既遂）	解離，外傷記憶
上司への暴行，突然の自殺企図（遁走を伴う）	解離（解離性幻聴あり）
突然の自殺企図	解離（攻撃的な IC の出現），外傷記憶
突然の自殺企図	解離（自傷を促す声）
突然の自殺企図，夜間に路上に横たわるなどの奇行	不詳
突然の自殺企図	解離（解離性幻聴あり）
突然の自殺企図	解離（IC）
突然の自殺企図（未遂）	
子供への虐待，手首自傷	解離（交代人格の出現）
車で街路樹に突っ込む	解離（交代人格の出現）
教師ないしは同級生への突発的暴行	解離（記憶欠損あり）
自宅への放火，手首自傷	解離，外傷記憶
自分の子供への殺意，自殺念慮	外傷記憶
父親への暴行，自殺念慮	外傷記憶
突然の自殺企図	外傷記憶
強制猥褻	不詳
突然の自殺企図	不詳
上司への暴行，飛び降り未遂	不詳
子供への虐待，突然の自殺念慮	外傷記憶
突然の自殺企図（縊首，８階から飛び降りるなど）	外傷記憶
母への殺意，自殺念慮	解離
突然の自殺企図	軽い解離
突然の自殺企図（縊首）	不詳
突然の自殺企図	不詳
突然の自殺企図	外傷記憶
突然の暴行，突然の自殺企図	不詳
自殺念慮	外傷記憶
突然の自殺企図（高所から飛び降りようとする）	不詳

表5-2 「突発的逸脱」の臨床診断

症例番号	年齢・性別	自傷／他害	臨床診断
1	32歳・男性	他害	DDNOS
2	45歳・男性	他害	DDNOS
3	42歳・女性	他害	DDNOS
4	30歳・女性	自傷	DDNOS
5	25歳・女性	他害&自傷	DDNOS
6	29歳・女性	他害&自傷	DDNOS
7	28歳・女性	他害&自傷	DDNOS
8	40歳・男性	他害&自傷	DDNOS
9	21歳・女性	自傷	DDNOS
10	22歳・女性	自傷	DDNOS
11	22歳・女性	自傷	DDNOS
12	24歳・女性	自傷	DDNOS
13	20歳・女性	自傷	DDNOS
14	34歳・男性	自傷	解離性遁走
15	35歳・女性	他害&自傷	DID
16	23歳・女性	自傷	DID
17	23歳・男性	他害	適応障害（抑うつ気分を伴うもの）
18	20歳・男性	他害&自傷	PTSD
19	30歳・女性	他害&自傷	PTSD
20	25歳・女性	他害&自傷	PTSD
21	36歳・女性	自傷	遅延型PTSD
22	19歳・男性	他害	PDDNOS
23	20歳・男性	自傷	PDDNOS
24	26歳・女性	他害&自傷	PDDNOS
25	40歳・女性	他害&自傷	気分変調性障害
26	18歳・女性	自傷	気分変調性障害
27	31歳・女性	他害&自傷	気分変調性障害
28	16歳・女性	自傷	気分変調性障害
29	22歳・女性	自傷	気分変調性障害
30	29歳・女性	自傷	気分変調性障害
31	28歳・女性	自傷	気分変調性障害
32	21歳・女性	自傷	気分変調性障害
33	29歳・女性	自傷	身体表現性障害（鑑別不能型）
34	38歳・女性	自傷	IED

＊DDNOS：特定不能の解離性障害，DID：解離性同一性障害，PTSD：心的外傷後ストレス障害，PDDNOS：特定不能の広汎性発達障害，IED：間歇性爆発性障害

表5－3　臨床診断例のまとめ

臨床診断	件数
解離性障害（DDNOS，DID，遁走）	16
気分変調性障害	8
PTSD	4
広汎性発達障害（PDDNOS，アスペルガー障害）	3
適応障害	1
IED	1
身体表現性障害	1

表5－4　関連が示唆されるメカニズム

メカニズム	件数
解離群	13
外傷群	7
解離＋外傷群	7
原因の特定不能群	8

等価群についての大まかな見取り図を得るためには役立つであろう。

ある一定期間に総合病院精神科を訪れ、私自身が診察した外来通院者について、このクライテリアに該当した三四例の臨床診断を表5－2にあげておく。またこれらをまとめると表5－3のようになる。

一見して明らかなのは、やはり解離性障害のカテゴリーに属する症例が圧倒的に多いことである。診断的には解離性障害に続いて、気分変調性障害、PTSD、広汎性発達障害などがみられる。全体を通していえることは、診断的には典型例とはいえない症例、あるいは診断に難渋した症例が大半を占めるということである。たとえば、DDNOS[2]とは、多重人格、解離性遁走といった明確な診断には至らないが、おそらくは解離性障害に属するであろうとされるものの総称であり、気分変調性障害は軽い抑うつ気分が長く続いているが、大うつ病（定型的なうつ病）の診断には達しないものの総称である。後者には明確ではないにしても人格の偏りが伴われていることが多い。さらに広汎性発達障害に属するものも全例がPDDNOS、(3)すなわちアスペルガー障害という診断には至らない「正常」との区別が困難な症例である。典型的な診断名が冠されるような症例が「突発的な逸脱」を示すことはむしろ少ないというのが全体を通した印象であった。

また、逸脱行為が「他害」であるか、「自傷」であるかによっては一定の傾向を見出すことはできなかった。逸脱行為の発現に直接関与すると推測されるメカニズムは、表5-4のように四群に分けることができた。ただしこれらの群分けは暫定的であり、相互に移行が認められる。原因不明群のなかにはPDDNOSの三例が含まれている。

こうした症例の概要から、「突発的な逸脱」(自殺あるいは犯行)を引き起こすメカニズムとして解離、外傷記憶、そして(広義の)自閉的傾向の三つの可能性が浮かびあがってくる。しかしここから先に話を進めるのは容易ではない。まずこの三つの要因がなぜ唐突な自殺や犯行に結びつくのかというメカニズムがまったく明らかではない。少なくとも解離性障害やPTSD、自閉傾向をもつ症例の大半はそのような逸脱行為を示すわけではないし、一般臨床の常識からしても、この三つの病態がそう危険なイメージを孕んでいるとはみなされない。第二に、すでに述べたように「突発的な逸脱」を示す症例のほとんどが、解離性障害やPTSD、あるいはアスペルガーとしては定型例とはいえないものである。はっきりと迷いなく診断を下せるような典型例においては、むしろ「突発的な逸脱」が問題になることは少ないのである。すなわち、三つの要因がそれぞれ単独に「心の豹変」の原因となるとはいえないようである。ここでは、「突発的な逸脱」の原因となるメカ

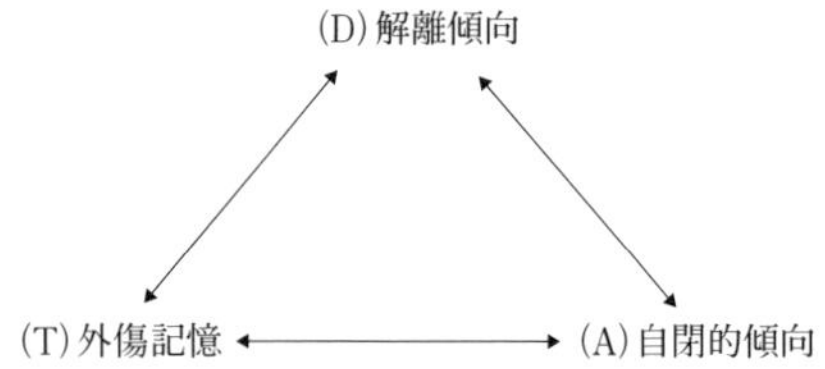

図5－1　3要因仮説

D群：（健忘の有無にかかわらず）人格交代が衝動行為に主に関与する群
T群：外傷記憶の関与が中心的機制となっている群
A群：自閉的傾向（アスペルガーなど，なんらかの発達障害）の関与が推測される群

ニズムとして、とりあえず図5－1に示すように、解離傾向（D群）、外傷記憶（T群）、自閉的傾向（A群）という三つの要因が絡みあう全体を仮説として取りあげておくことにする。このトライアングルの意味するところについては、もう少し先の方で考察することになる。

2　代表症例

ひとまずここで、D群、T群、A群のそれぞれについて代表的な症例を紹介しておくことにする。しかし、すでに述べたように、「典型例」を選び出そうとしても、各々のメカニズムから直接、一対一に対応する形で「突発的な逸脱」が導かれるわけではない。むしろ、個々の症例に踏み込めば踏み込むほど、「豹変」にいたる経路のなかに一定のパターンを見つけるのが難しいことが明らかになる。あるいは「理想型」といったものを想定できないのが、この種の症例の特徴といえるかもしれない。なお症例提示にあたっては概要を損ねない範囲で変更を加えている。

D群（症例番号一）

K氏は、上背のある三二歳の男性である。もともと穏和な人柄であるが、最近、知り合いの男性にまったく唐突に暴力をふるってしまい、相手の顔面にかなりの外傷を負わせてしまった。幸い訴訟には至らなかったが、成り行き上、放置するわけにもいかないという理由で心配した家族に連れられての来院となった。

診察室に坐ると、彼自身が冷静に事件の一部始終を語ってくれた。被害者にばかにされたことが暴力の直接の引き金になったのだというが、それは暴力に見合わないような些細なことであったという。それにもかかわらず、暴力を止めることができなかったのである。というのも、行為の瞬間、彼自身ボーっとした状態で身体から離れているようだった。彼によると、自分の意識が頭の後方に退いて、あたかも暴力をふるっている自分を外から見ている感じだったというのである（健忘はないが自己制御は不能であった）。

このような感覚（離人状態）は少年時代にはときどき生じていたが、成人して以降はずっと生じることはなかった。しかし、その感覚が二年前に現在の妻と結婚して以来、再びあらわれるようになっていたというのである。おそらく妻の精神状態が不安定で、ほとんど毎日のように不機嫌に怒り散らしていることとも無関係ではない。妻が彼につっかかってきているときには、きまって同様の感覚に陥るというのである。一方、妻にいわせると、K氏は自宅にいるとき、ほとんどの時間をTVゲームに没頭しており、妻との会話にほとんど応じようとしない。そのことが夫婦の諍いの原因であるという。ただし、諍いとはいっても、一方的に妻が攻撃的になっているだけであり、彼自身（主人格）にはそもそも「怒り」という感情が欠如しているということであった。

Ｋ氏自身の回想によると、彼は幼稚園、小学校と一人遊びを好み、交友関係に薄かった。どちらかというと、人とかかわるのがめんどうで、友人と遊びたいとは思ったことすらなかったという。その頃から家ではＴＶゲームを好み、孤立していることを悩んだこともない様子であった。

彼は小学校の頃から、とにかく両親にはよく暴力をふるわれたが、両親に怒られているときにも、やはり意識が頭の後方に退き、「もう一人の自分」が前面に出ていた。当時のことは、自分でもわからないことが多いという（記憶欠損はなく、本人は成り行きを後方から眺めていた）。「もう一人の自分」といっても、それはおそらく自分自身の一部であり、まったくの別人というわけではない。少年時代、彼は親の財布から金を盗んだことも一度ならずあり、親に怒られるのも仕方がなかったというが、一方で彼自身には、何故自分がわざわざ怒られることをするのかが不思議であった。今でも両親に会うのは苦痛であり、それもあって高校卒業後は自宅を避けて単身生活を送っていたのだという。結婚前には、仕事も順調であり、日常生活にもとくに支障もなかったという。

今回の事件については、Ｋ氏自身の口からは後悔の念や罪悪感をきくことができなかった。相手に暴力をふるったことは自分でもびっくりしており、相手を傷つけたことが悪いことはもちろん頭ではわかっているが、いまだに自分が行ったという実感がもてないということであった。些細なことで相手になじられたのをきっかけに、ボーっとした状態に入ってしまったというのである。治療の必要性については、もしコントロールできない状況が今後も増えていくとすれば、それは何とかしなければならないことはわかっていると、まるで他人事のように語るのが印象的であった。

K氏は内省的とはいえない点を別にすると、第四章で紹介したS氏と重なるところが多い症例である。「突発的な逸脱」に至るメカニズムには離人症や軽い人格の解離（イマジナリーコンパニオン）が関与していたことは明らかである。しかし、同時に見逃せないのは、物心ついた頃からK氏が周囲との疎隔感を自覚していたという点である。その頃からTVゲームに没入し、彼には友人と遊んだという思い出がほとんどない。TVゲームへの没入は現在まで続いており、妻とのいさかいの原因にもなっているが、彼は一向にそれを改めようとしないのである。面接のなかでは、「堅さ」やぎこちなさは感じさせない人であるが、こうしたエピソードからは、彼が自閉的な傾向をもっていたという可能性が排除できない。彼の陳述は事実に関しては詳細を極めるが、具体的な対人関係について、あるいはそこでも感情の動きなどに関する説明は浅薄である。暴行に関しても罪悪感がまったく欠如しているのは、単に離人感や自己コントロールのなさによるともいえないようである。

また一方で、小学校の頃から両親の暴行に曝されていたことも無視することはできない。そのような外傷体験が彼の性格傾向や離人状態の形成に寄与したという可能性も排除できないであろう。やはり、解離、自閉傾向、外傷記憶という三者のなかで、一体どれが主因であり、どれが結果なのかの判断は容易ではないと思われるのである。しかし治療への両親の参加が困難なため、これ以上の診断的考察については留保せざるを得なかった。

T群（症例番号一八）

Wさんは社会恐怖を訴えて通院していた二〇歳の男性である。彼が突然自宅に放火（未遂）するに至ったのは、私との面接が一年間継続した後のことであり、治療の影響の可能性も拭えないところがある。

彼は活発な少年時代を過ごした後、高校に入ってから、とくに理由もなく同級生からの激しいいじめの対象となり、不登校ぎみとなった。高校はかろうじて卒業したが、その後は自宅に引きこもるようになったという。いじめの加害者である同級生の数人は今でも自宅の周辺に住んでおり、そのことも外出が困難な理由になっていた。

私の外来を訪れるようになったのは、そういった生活が二年余り続いた後のことである。症状としては外傷記憶のフラッシュバックが前景にあり、社会恐怖は、むしろ二次的なものであろうと推測された。

面接が開始された前後から、彼は対人緊張に苦しみながらも、自ら外出を試みるようになっていた。二、三カ月の後には予備校に通い始め、進学をめざして勉強にも取り組むようになった。彼によると、成人になったのを機に、それまでの自分を変えようと一念発起したのだといい、病院を訪れたのもその一環であったという。相変わらず、過去の外傷場面が侵入的に想起され、動悸や息苦しさが生じることが頻繁であったが、それをノートに書き出して、なんとか自ら乗り越えようとする姿勢が印象的であった。

彼がまったく唐突に自宅に放火したのは進学のめどがついた矢先のことであった（出火は家人によってかろうじて食い止められた）。両親に抱えられるように来院した彼の姿に少なからず私は驚かされた。それまでの穏やかな印象とはまったく異なり、意気消沈しながらも眼光鋭く、父母や他人への殺意をもらし、放火の理由については「思い出を全部消してしまいたかったから」と語ったのである。両親によると、彼がそれまでそういった攻撃性を両親に吐露したことは一度もなかったということであった。

後に彼に確認したところによると、放火に至る直前に、過去の外傷体験が次々と想起され、絶望的な感情に陥ってしまったという。放火については記憶しているが、その直後に来院して主治医に語った内容、特に両親や他人への殺意などについては覚えがないということであった。この症例については、過去の外傷記憶の想起が中心症状であったと考えられるが、「突発的な逸脱」の際には、人格の解離が軽微な形で伴われていたことは明らかであった。しかし、それ以後、上記のような攻撃的な態度があらわれることはなかった。

A群（症例番号二二）

一六歳の高校生であるH君は、自己主張の少ない従順な学生であったが、いきなり通りすがりの女児の臀部をさわって逃げるという行為に及んだため、「強制猥褻」で訴えられ観察下に置かれているということであった。それまでの彼は教師からも問題を指摘されたことはなかった。部活も終了し、受験勉強に熱心に取り組んでいるものと思われていた。

母親によると、幼少期の発育にはとくに問題をみとめず、素直でおとなしい子であった。幼稚園の頃はよく泣かされて帰り、よく母親にまとわりついていた。それ以降も、ただ勉強に向かうだけで友人関係も少なく、性的な興味関心などはかなり希薄な方であり、むしろ未熟といってもいいほどであった。たとえば高校の同級生がもってきた雑誌をみるまで、性行為についての認識さえなかったという。学校と自宅を往復するだけの単調な生活をおくってきた。これといって趣味もないというが、インターネットやテレビゲームに長時間没入することはあるという。

なぜこういった行為に及んだのかという質問に対しては、ただ「相手の反応がおもしろかったから」であるといい、性的な興味からではないと語った。実際にそこに性的興奮は伴われていないらしく、小児愛（ペドフィリア）などもまったく否定的であった。

たんたんとした語り口からは、彼の人となりがどうしてもつかめないという印象をもたざるをえなかった。知的には高い（IQは一三〇以上）人でありながら、絵画（風景構成法）などは稚拙でアンバランスなところが目立っていた。何よりも、来院のきっかけとなった強制猥褻の意味がどうみても彼には理解できないようであった。様々な方面から動機をさぐっていっても、行為の内容に対応するような性的なニュアンスはどこにも見出すことができない。奇妙なことに、彼の行為は、だれもが想像するような性衝動の突発によるものではなかったのである。しかし、かといってそれ以外のどこにも動機らしきものをさぐりあてることができない。

不可解さは、それまでの真面目で従順な姿と、場当たり的にみえる「猥褻行為」のあいだのギャップが埋まらないことに端を発していたが、彼自身がどうしても事件の重大さを理解できないことによって、周囲は否応なく奇妙な印象をさらに強くせざるをえなくなっていた。教師たちは彼が反省の態度を示さないことに焦慮をあらわにしていたが、それはむしろ彼が嘘をつけない（柔軟性を欠く）人であることを意味していた。教師への反省文のなかで、彼はただ「まずいこと（失敗）をしてみつかってしまった」などと表現してしまったのである。われわれが彼の行為を不思議がっているのと同じ程度に、彼は事の成り行きを不思議がっていた。彼のなかでは普段の真面目さと「猥褻行為」のあいだには何の隔壁も存在しないことは明白であった。ただ、彼はこの手の犯行を繰り返すことは二度とないであろう。それは彼が「反省した」からではなく、単純にそれが「まずいことである」ということを学習したからにすぎない。

補遺　攻撃に向かう要因——一般青年の調査から

臨床症例から導き出された解離、心的外傷、自閉的傾向という三要因と「突発的な逸脱」との関連を、もう少し一般的な形で確認することはできないであろうか。一回限りの行為は統計的に扱うことはできないものであるが、その代わりにここでは質問紙調査に表れるような「攻撃性」をとりあげて、三要因との関連について一般青年を対象にアンケート調査を実施してみた。もとより統計的な調査には限界があるのはいうまでもないが、本書で述べてきた臨床的解釈を一般の青年期心性の理解につなげていくための手がかりにはなるであろう。

調査対象

調査参加の同意を得た、大学および看護学校の学生六五〇名（男子二五〇名、女子四〇〇名）。平均年齢一九・一〇歳（ＳＤ＝一・一六）。

評価尺度

攻撃性尺度として日本語版ＢＡＱ[5]、自閉尺度として日本語版ＡＱ[6]、解離尺度として日本語版ＤＥＳ[7]、外傷体験尺度として日本語版ＣＡＴ[8]を用いた。

基本的な仮説

ここでは突発的で予測不能な攻撃的行動が生じるメカニズムとして、上述した三つの要因が相互的に影響しあって攻撃性を形成しているという仮説を立てた。

図5－2は、大まかに要因間の関連を視覚化したモデルである。外傷、解離、自閉という三つの要因が相互に関連しつつ、攻撃性に影響を与えていることをあらわしている。ここで明らかにしたいのは、どのような関係が三要因間にあるのかという点である。

変数間の相関

初めに三つの要因と攻撃性がどのように関連しあっているかについて、表5－5に四つの変数間の相関係数を示した。四つの変数間にはそれぞれ有意な関連があることがわかる。また女性に比べて男性の方が自閉－外傷間、および自閉－攻撃性間の相関が弱いことが示される。

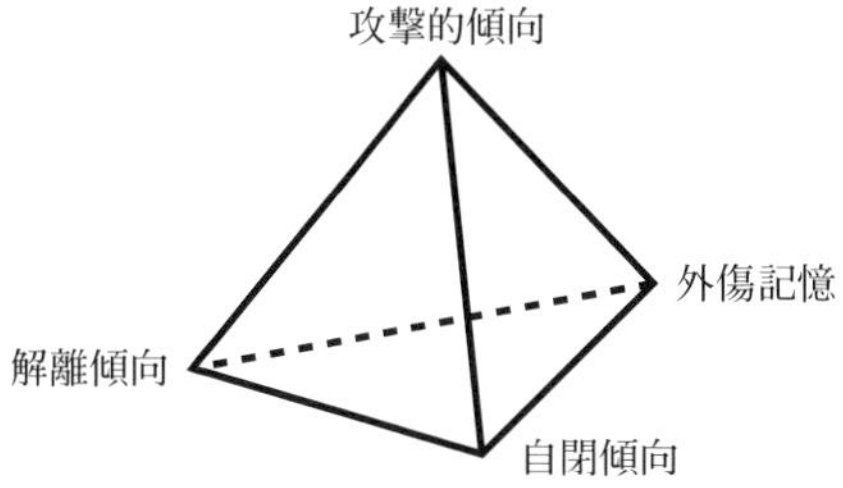

図5－2　心理的諸傾向の相互関係

次に、因果連関を説明するモデルとしてはもっとも単純な重回帰分析の結果を示しておきたい（図5－3）。相関による結果と異なる点は、相関係数を見る限りでは攻撃性と他の変数との相関はいずれも大差のない値であるのに比して、重回帰分析では解離から攻撃性への影響の程度を示す係数が、自閉や外傷と比してやや低いという点である。

なお決定係数は〇・二一であまり大きな値とは言えないが、外傷体験、自閉傾向、解離傾向といった攻撃性との関連が直接的とはい

表５−５　４要因間の相関係数

男女込みの分析 1)

	攻撃性	自閉	解離	外傷
攻撃性	—			
自閉	.314**	—		
解離	.333**	.330**	—	
外傷	.345**	.206**	.453**	—

**$p<.01$

1) 欠損値があった場合，リストごとに分析から除外したため，分析対象者は569名であった。

男女別の分析 1)2)

	攻撃性	自閉	解離	外傷
攻撃性	—	.196**	.303**	.335**
自閉	.387**	—	.263**	.166*
解離	.351**	.376**	—	.468**
外傷	.354**	.231**	.468**	—

**$p<.01$, *$p<.05$

1) 男子の結果は対角線より上側に，女子の結果は対角線より下側に記した。欠損値があった場合，リストごとに分析から除外したため，分析対象者は男子211名，女子356名であった。

えない三つの要因によって、個人差変動の二〇％程度が説明できるということは一つの注目すべき結果といってもよい。とくにここで取りあげたのは個人が自ら意識しうる攻撃性に限られており、潜在する衝動性については含まれていないことを考えると、その影響を過小評価することはできないであろう。

さらに共分散構造分析を用いて三つの変数間をすべて矢印でつなぐタイプのモデルを検討したところ、いずれもデータと高い適合性を示した（図５—４にモデルの一つを示しておく）。ここでも三つの変数が相互に関係しつつ、攻撃性に影響を与えているという結果が得られた。詳細は省くが、さらに男女別の分析を含めたパス・モデルを検討した結果、三つの要因のうち、外傷体験は解離傾向に強い影響を及ぼしており、外傷体験には攻撃性への直接的な影響もあることが明らかになった。また解離傾向そのものも、そう強くはないが攻撃性にある程度の影響を持っていると同時に、自閉的傾向を介しても一定の影響を示すとみることができる。なお自閉的傾向か

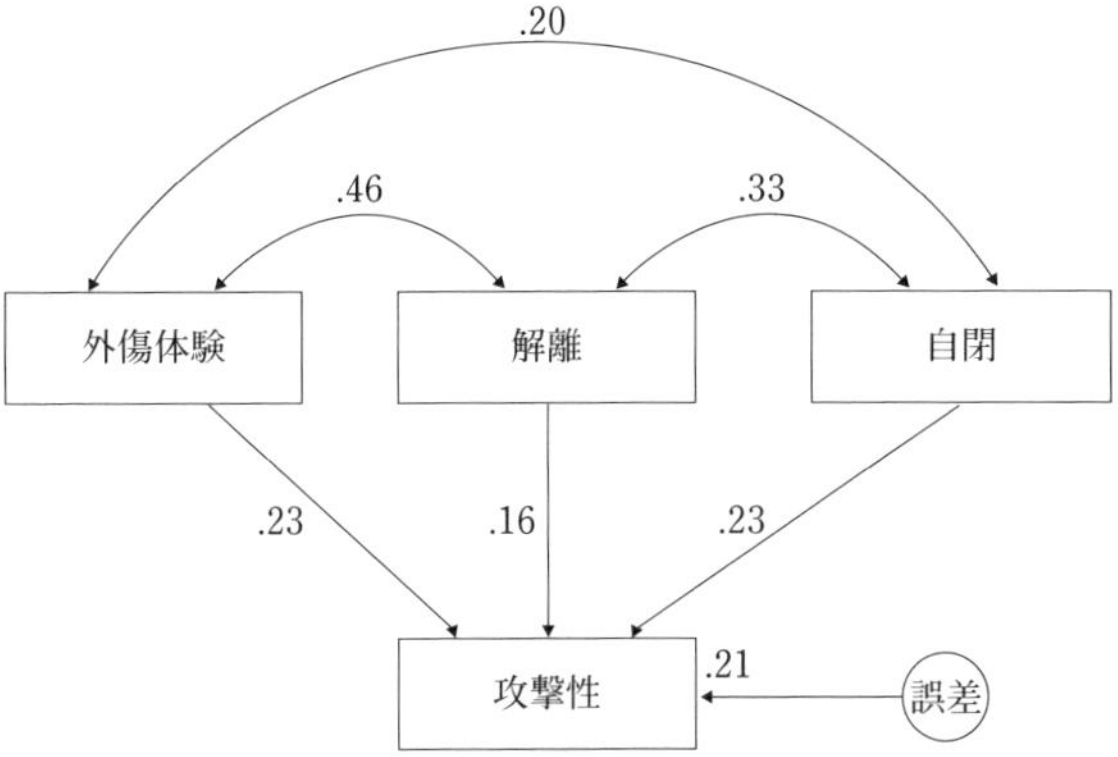

図５－３　重回帰分析結果

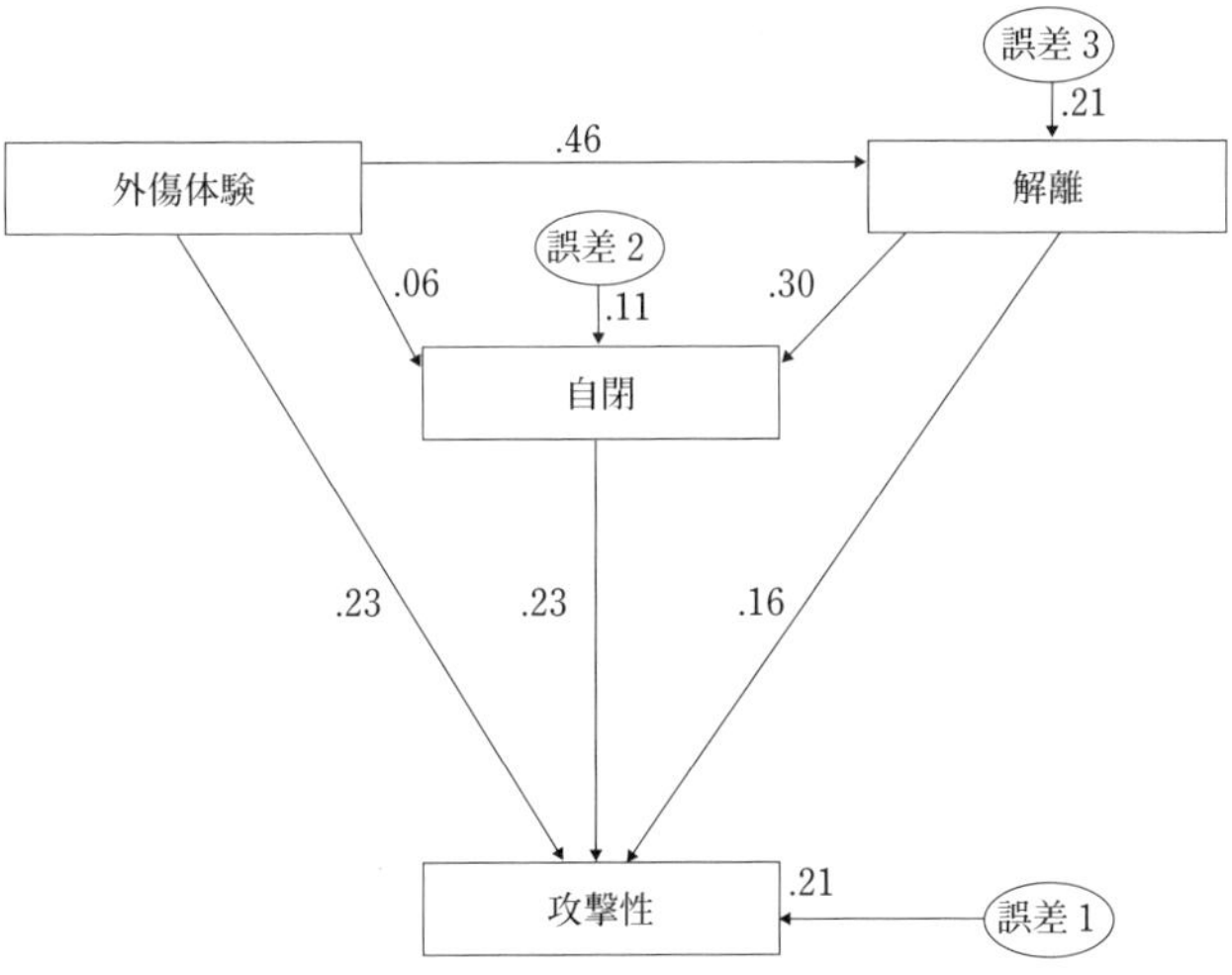

図５－４　３変数間の関連を想定したモデル

ら攻撃性への影響については、女性の方が男性よりも強い傾向を示していた。

注

（1）「衝動制御の障害」には「間歇性爆発性障害（ＩＥＤ）」などが含まれるが、その診断が下されるには少なくとも数回にわたって衝動行為が反復されなければならない。

（2）より詳しく述べるなら、ＤＤＮＯＳ（Dissociative Disorder Not Otherwise Specified 特定不能の解離性障害）とは、解離症状が中心にはあるが、ＤＩＤ（解離性同一性障害）などの診断クライテリアに達しないものをさす。いわばグレーゾーンのクライテリアである。

（3）ＰＤＤＮＯＳ（Pervasive Developmental Disorder Not Otherwise Specified 特定不能の広汎性発達障害）も、対人関係や興味の偏りなどによって広汎性発達障害の周辺にあると考えられるが、アスペルガー障害（症候群）などのクライテリアには達しないものを指す。

（4）気分変調性障害とは大うつ病の診断クライテリアには達しないが、二年以上にわたって抑うつ気分が続くものを指す。その多くは従来の「抑うつ神経症」に重なっている。

（5）安藤明人、曽我祥子、山崎勝之、島井哲志、嶋田洋徳、宇津木成介、大芦治、坂井明子（一九九九）「日本版 Buss-Perry 攻撃性質問紙（ＢＡＱ）の作成と妥当性、信頼性の検討」心理学研究、七〇巻、三八四－三九二頁。

（6）若林明雄、東條吉邦、Baron-Cohen, S., Wheelwright, S.（二〇〇四）「自閉症スペクトラム指数（ＡＱ）日本語版の標準化――高機能臨床群と健常成人による検討」心理学研究、七五巻、七八－八四頁。

（7）田辺肇（二〇〇四）「ＤＥＳ――尺度による病理的解離性の把握」臨床精神医学三三巻増刊号、二九三－

三〇七頁。

(8) Sanders, B., & Becker-Lausen, E. (1995). The measurement of psychological maltreatment: Early data on the child abuse and trauma scale. *Child Abuse & Neglect*, **19**, 315–323.

第六章　時代背景と精神疾患

臨床的には、突発的な逸脱には解離や心的外傷（トラウマ）、そして（広義の）自閉傾向などが関わっており、また一般青年のアンケート調査でも三つの要因と攻撃性とのあいだには正の相関が認められる。解離、トラウマ、自閉のどれもが今の時代を象徴する心的現象であることを考えると、これらの心的現象がたとえ直接的でないにせよ、突発的な逸脱や攻撃性と関係していることを看過するわけにはいかない。結論を少し先取りしておくならば、三つの要因が相互に影響しながら攻撃性へと収斂しているようにみえる背景にも、三者に通底するような時代状況が働いている(1)。

心的現象を対象として立てるとき、時代状況の影響を避けて通れないのは、それがつねに時代の流れのなかで形作られ、またわれわれの解釈行為そのものも時代から決して自由ではないからである。両者の関係について、いくつかの観点から整理しておくことにする。

1　理論によるバイアス

長い間、心的領域ではフロイトの抑圧モデルが当然のこととして受け入れられてきた。しかし考えてみれば、このモデルもフロイトの生きたビクトリア朝の家父長的な秩序のなかで、しかも転換ヒステリーという今日では稀な病態の観察を通して見出されたものである。(2) 彼が意識生活の背後に無意識を発見したとき、すでにそこには解釈可能なもの、つまり「秩序（意識）に回収しうるもの」という要請が付与されていた。

無意識のなかに本人の知らない物語が含まれていたにしても、それはいずれ意識へと統合されなければならない。フロイト自身はアイデンティティーという用語こそ使わなかったが、彼も物語的同一性（歴史的連続体）としての自我を前提としていたことに変わりはない。無意識は垂直軸の下方（時間的以前）、つまり意識の下部に位置づけられていた。すなわち（古典的）精神分析とは物語に生じたねじれを無意識にまで遡って解放していく過程を意味していた。

しかし精神分析が受け入れられる一九世紀末までは「一つの（固有の）自我」というのは自明なものではなかったのである。たとえば当時、フロイトと覇権を争ったピエール・ジャネ(3)にとって「未知なるもの」はむしろ水平面に並べられるものであった。心的エネルギーが低下すると心的諸要素の統合は緩んで、人格もバラバラになって部分へと分かれていく。物語は無数のエピソードの統合体として成立しているのであり、そこには一つの物語に回収されないエピソードがまた別の物語（私以外の統合体）を形成するという可能性も排除されなかった。ときにはそれが「私」とは異なる人称を持って一人歩きすることもある。「私」という人称から外れる部分も、私にとっての「異他なるもの」として併存しうると考えられていた。

フロイトのようにそれを一本の垂直軸に回収しようとすれば、必然的に「抑圧する主体」もまた単一でなければならないことになる。彼は共同研究者であったブロイアーを出し抜いて「人格は二重化しうる」という可能性（類催眠学説）を封印し、体験する主体である自我に特権的な地位を与えてしまったのである。

フロイト自身は無意識のなかに含まれるタナトス的なもの、あるいは意識に回収できない「異他なるもの」に当初から気づいていたはずであるが、彼はちまたに次のような風説が広がっていくのを止めなかった。すなわち「われわれの内には未知なる部分としての無意識がある。われわれに属しているかぎり、それは自我へと統合されなければならない」。そこには実証主義に染まっていく時代背景に加えて、彼が在野の臨床家であったという事情も重なっていた。身も蓋もないことをいうようだが、薬屋が薬を売らなければならないように、彼は無意識で商売しなければならなかったのである。この時代、自我の統合こそが近代人のたしなみであるといえば上流階級にはうけがよかったし、その是非はともかく性をめぐるタブーに苦しみ、ヒステリーを病んでいた人々にはそれだけでも恩寵に思えたに違いない。

しかし悲しいかな、人には見ようとするものしか見えないのである。精神分析によって人々は新しいメガネを手に入れたかにみえたが、メガネをかけたために見えなくなったこともある。抑圧を前提とした心的モデルに従うかぎり、意識にあらわれていないものはいずれ明るみに出すことができる彼自身の無意識（ないしは前意識）なのであって、そこには別の主体が入り込む余地はない。要するにフロイトのもとでは、多重人格論（解離理論）はまったく影を潜めることになってしまったのである。それ以後、人格の解離はほとんど話題にのぼることさえなくなってしまった。

フロイトの支配は、その後百年も続いてしまった。劇的な屈曲の末に彼の時代がやっと終わりを告げたのは一九八〇年以降のことである。アメリカ精神医学協会（ＡＰＡ）は精神医学的診断の信頼性のなさ（診断の不一致）を、それまで支配的だった精神分析の弊害と決めつけて、いきなりジャネへと身を翻してしまったのである（余談であるが、このクーデターは精神分析学派の落伍者であったスピッツァー・Ｒ・Ｌという人物によって画策された）。一転して、今度はフロイトの心的モデルは見向きもされなくなり、それどころか精神分析は検証に耐えない疑似科学として医学界ではほとんど葬り去られてしまった。そして神経症領域の病名（不安神経症、ヒステリー、強迫神経症など）はすっかり新しく書き換えられたばかりか、アメリカの診断基準（ＤＳＭ）からは神経症という伝統的概念すら消え去ってしまった。

アメリカらしい極端さといえないこともないが、このクーデターによって封印されていたジャネの解離概念が息を吹きかえすことになったのである。奇妙なのは、その直後から、診断概念の変遷に機を合わせるかのように、北米で青年を中心に多重人格が大ブレイクしたことである。人々の心に何が生じたのかについて答えられるものはいなかった。そうこうしているうちに、アメリカの尻馬に乗ってわが国でも、多重人格とまでいかなくても、その一歩手前の特定不能の解離性障害（DDNOS）が九〇年代以降からかなりの勢いで増加していくようになった。

深層心理学の草創期に起こったフロイトとジャネの覇権争い、フロイトの勝利とそれに続く抑圧の時代、そして最近になって盛り返してきたジャネによる解離学説（ネオジャネイズム）。ファッションの流行り廃りでもあるまいし、こういった展開は奇妙というよりも軽薄にさえ思えてくる。もし真理が一つだとすれば、われわれはこれまでフロイトに騙されていたということになるのであろうか。それとも時代の流れのなかで、場当たり的に都合のいい理論が採用されてきただけなのであろうか。

念のために付け加えておくが、ジャネが勢いを盛り返したといっても、決して今日の診断体系がジャネの学説に沿っているというわけではない。たとえば、ジャネ学説の根幹にあるといえる精神衰弱／ヒステリーという区分はまったく無視され、精神衰弱の代表であるはずの離人症などはヒステリーの側に分類されている。どう控え目にみてもジャネはフロイトを排除するためのアテ馬にすぎないのである。すっかりフロイトの息の根をとめた後にはいずれジャネもお払い箱になるに違いない。

確かに、従来の教科書には載っていないような心理現象が最近になって次々にあらわれてきて、もはや古色蒼然となった精神分析では立ち行かなくなったことは事実であろう。フロイトのように人間の心理現象を物語的同一性から読み解いていこうとしても、すでに物語そのものが寸断されているのである。しかし、それでは今の診断体系がフロイトにかわる導きの糸を見出したのかというと決してそうではない。それにもかかわらず、世間ではまるでニューリーダーのような顔で登場した認知行動療法が大手をふるっており、これにかかると心の物語性などは羽のようにどこかに飛んでいってしまう。人の心はパブロフの犬か、あるいは調教されるイルカのように扱われている有様である。

極端にいえば、とにかく今の診断体系のなかにいるかぎり、量的に還元できないような心的現象は存在してはならないのである。すべては脳機能から解読できるという（古くて）新しいメガネを通してみると、抑圧などというメカニズムも、あるいは神経症という疾患概念さえ存在してはならないことになり、そのうちに解離も同じ運命をたどるであろうことは想像にかたくない（後に述べるように、解離はどうみても科学的文脈に沿わない現象である）。

今の診断体系は、「診断分類はいかなる理論からも中立的（a-theoretical）でなければならない」と謳って登場したのであるが、この体系も、実はただ単に生物学的研究のために編み出されたにすぎないものであって、その意味ではなんら理論中立的ではないのである。かえってわれわれは心的現象のすべてを生物学的、あるいは実証主義的に捉えなければならないという強烈なバイアスのもとに置かれてしまい、それを自明な前提として受け入れざるをえなくなった。この前提のもとでは、どうやら心因も神経伝達物質かあるいは未知の遺伝子に還元されなければならないらしい。

それにしても、この国の大学医学部はどこもまるでアメリカを本部としたフランチャイズのようなものである。研究者の評価は英文雑誌への投稿数によって得点化され、研究組織はどのくらい売上（外部資金の調達）をあげるかに血眼である。要するに経済原理こそが至上とされているのである。このまま突っ走っていけば、早晩心理学者なども必要がなくなり、脳科学者が心的現象のすべてを説明するといったパラダイムが支配する世の中になるに違いない。事実、心理療法や精神病理学を専門とする医師のほとんどが、すでに大学医学部から追い払われている。

精神分析学あるいは人間学的精神病理学といった主として対人関係を扱う体系から、生物学的精神医学という客観的対象（脳）を扱う体系へ。正直にいって、心というもっともナイーブでなければならない領域で、このような稚拙なヘゲモニー争いが繰り広げられるのをみるのは滑稽でさえある。心の専門家というのは先入観を排して他者に向かうものであり、ある単一の観点だけが専制的にふるまうことを慎まなければならなかったはずである。

クーンの科学論[4]が指摘していたように、もともと科学とはアドホックな仮説から発した閉じられた体系（パラダイム）にすぎないのであって、前提となる仮説を受け入れるか否かは根拠の有無には依らない。ただ、そこには対象設定と方法論の一貫性が求められるだけであり、あとは専門家集団がそれを受け入れるかどうかによって決定される。ところが精神医学においてはパラダイムの一貫性はまったく期待できず、対象設定においても最低限の妥当性さえ確保されていない[5]。それにも関わらず、どういうわけか実証主義の合意だけが先走ってしまうのである（DSMにおける決定は診断の「妥当性」ではなく、アメリカの権威者の「合意」だけを根拠にしている）。確かに計量不能な主観的体験も、脳機能という計量可能なものとの対応関係のうちにあるが、両者のあいだに生物学的パラダイムが想定するような因果関係が示されたことは一度もない。二つの関係は「壁にうたれた釘と、そこに掛けられた外套の関係」（ベルグソン）に過ぎないのかもしれない。

先ほど述べたジャネが復活したとたんに解離がブレイクしたことなども、理論の枠組によって心的現象がいかに影響されるのかということを示している。どのように解釈するのかによって心的現象そのものが変化するということが真新しいものでないことは、それが心理療法の原理そのものであることを考えてみてもわかるであろう。

もともと心理療法というのは、私が彼を観察し対話するなかで私と彼の関係性が変化し、その関係性のなかで彼の物語的構成が組み換えられていくことを目指すものである。物語（地）の組み換えによってそこから浮かびあがる心的体験（図）の意味も変化していくのであり、始めからその過程は、観察者と対象を峻別する実証主義の埒外に置かれている。

観察方法によって対象が変化してしまう。メガネをかけかえると、見慣れた情景もすっかり変わってみえる。フロイトの時代にはフロイト的世界が現出し、ジャネ流の解釈が流布するとそこにジャネ的な心の風景があらわれる。そして実証主義のパラダイムが支配するようになると、計量可能なもの以外は存在しないかのようにみえてくる。アドホックな理論に応じて心的現象のみえ方も変化してしまう。実証主義の枠組のなかではあってはならないことが心的現象をめぐってはあたりまえのように生じてきたのである。

急速な時代の移り変わりのなかで、フロイトやジャネの賞味期限はとっくに切れてしまったが、現在生じている心的状況を説明するための新しい足場はまだみえてこない。今の診断体系に頼っていても、有効なパラダイムが開かれるどころか、ますます迷路に陥っていくばかりである。

2 三つの体験領域と精神疾患

どのような方法論を用いるのかによって対象も違ってみえてくる。心的現象を状況から独立した実体と思ってはならない。いつの世にも、その時代を代表する心的現象があって、歴史の変遷のなかで心理概念も変化してきたのである。ある意味でそれは時代状況の相関物でしかないのである。たとえば統合失調症（精神分裂病）という概念の成立も時代状況から少しも自由ではなかった。一七世紀に始まる西欧の近代化、すなわち「異他なるもの」を理性の支配化におこうとする運動のなかで、「理性」対「非理性」という対立が明瞭になり、理性によって捉えられないものには「おぞましきもの」というレッテルが貼られるようになった。そうした状況を背景に「わからないもの」の代表である統合失調症（狂気）が、当時監禁収容されていた人々のなかから発見されたのである。そこでクレペリンが根拠としたのは「どう転んでもいずれは荒廃していく精神機能」といった、およそ定義とはいえない大雑把な把握であった。

そのようにして「異他なるもの」は次第に封印されていき、すべては理性の明るみにさらされることになる。暗闇には次々と電燈が灯され、妖怪たちは迷信の世界に去っていった。日本でも六〇年代前半まで、村落共同体の伝統の色濃い地域にはキツネ憑きや神隠しがまだ残っていたが、うかうかしているわけにもいかなかった。うっかりタヌキやキツネに騙されたりすると、憑依妄想（祈祷精神病）などというレッテルを貼られて精神病院に放り込まれてしまうのである。とにかく闇は照らされなければならない。未開は開拓されなければならない。そして正義は悪に勝利しなければならない。そういった二項対立のなかで、やがて闇はすっかり解明されていくと人々は信じるようになった。

ここでもう一度、前のシェーマに戻って時代の変遷を俯瞰しておこう（図6－1）。伝承的な村落共同体では、アソビをはさんで、ノモス（日常世界）とカオスの対立は人々の住む空間に投影されていた。つまり、あくまでキツネ憑きや神隠しに代表される狂気は日常＝ムラの外から侵入してくるものだったのであり、ムラの外部は異人たちの行きかう場所であった。しかし近代化によるパラダイムの移り変わりのなかで、ノモスとカオスの二項対立は、ムラの構造を離れて一人ひとりの心のなかへと入り込んできたのである。人々は自らの内なるカオスにおびえるようになり、その不安を今度は犯罪者や精神病のなかに投影して、それらを「おぞましきもの」として忌避するようになった。カオスにのみこまれた人たちは、もう昔のように神隠しによって山奥に消え去るのではなく、精神病として病院のなかに収容されるようになった。人々は悪を、そして狂気を排除することによって、「ふつうの人」、あるいは善良な小市民でいられると信じるようになったのである。

「ふつうであること」とは共同体の枠から出ないこと、日常の生活世界に埋没して疑問を抱かないようなあり方を指している。ふつうの人とは、予想を裏切らないという意味では「信用できる人」かもしれないが、一方では「何の変哲もない、面白みに欠ける人」かもしれない。だからこそ「ふつうではない人」、すなわち既成の価値観に異を唱える若者がいつの世にも変革者として登場してくるのである。そして、近年それがもっとも鮮烈にあらわれたのが六〇年代から七〇年代初頭、すなわち学園紛争の華やかなりし頃であった。

その頃、すなわち高度成長の時代には、それまでムラ社会にいた若者が続々と都会へと流れ込んでくる一方で、学生たちは権威あるもの、すなわち体制に反発し既成の秩序を破壊しようと躍起になっていた。「中心としての秩序」が人間性を抑圧しているのであって、それさえ破壊すれば自由になれると夢想していた。学生たちによる

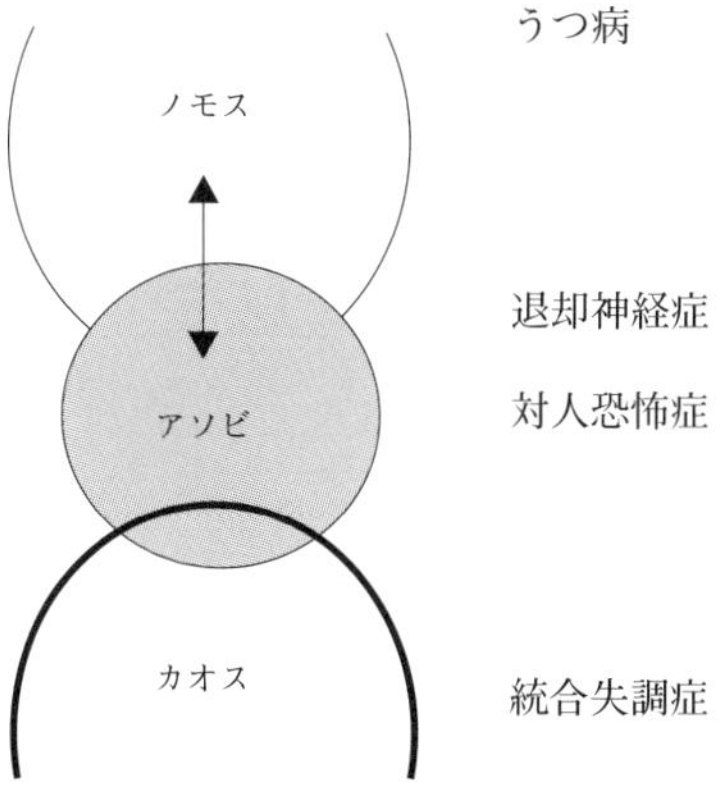

図６－１　体験領域と精神疾患

３つの体験領域が区切られていた時代には，精神疾患も各領域に明瞭に割り振られていた。たとえばうつ病はノモスへの没入にともなって発症し，統合失調症はカオスから抜け出すことができなくなった病態として説明することができる。

反乱とは、村落共同体と流動する都会のあいだに生じた文化摩擦の火花であったといってもいい。当時、青年たちが槍玉にあげた権威には家父長的な父親が投影されていた。そして「中心としての秩序」と、それに対抗して膨張していく青年期の攻撃性という対立構造、すなわち秩序の内と外という図式は、当時の精神疾患にも色濃く影を落としたのである。

この時代の青年期のトピックスの一つとして、たとえば対人恐怖（思春期妄想症）をあげることができる。それは村落共同体の融合的関係を抜け出して個性化（あるいは都会化）に直面するという過渡的状況のなかであらわれてきたのであり、そこでテーマとなったのは小集団（中間的人間関係）からの疎外ということであった。簡単にいうと、ムラのなかでは出る杭は打たれる。つまり個として振舞うことが制限されており、個人の攻撃性はムラの共同体のなかでは抑制されなければならなかった。その一方で、都会に出てくれば、彼らは自己主張する人間、自立した個人として振舞うことを期待されたのである。そして当時、自己主張というのは学生のあいだでは反動的理念への傾斜、要するにふつうに染まらないことを意味していた。二つのモードのはざまで、農村の秩序のなかで育ったふつうの若者は、あたかも「羊の皮を被った狼」になる状況へと押し出されたのである。対人恐怖の青年たちが悩む「きつい目」（自己視線恐怖）、「いやな体臭」（自己臭恐怖）あるいは「奇妙な身体」（醜形恐怖）などは、羊の皮からはみだした「狼の尻尾」のようなものである。対人恐怖症はスタティックな構造とそれを突き動かすものとしての攻撃性という対立図式のなかにあらわれた、わが国に特有の病態（文化結合症候群）として理解された。

ムラというスタティックな秩序と、秩序に属しない周辺人（マージナルマン）によっておりなされる二項対立は、しばしばマンガやドラマのなかにも正義の味方と悪魔の手先という陳腐な対比として登場していた。対人恐怖の人たちは秩序に反発しながらも、頑固に秩序の側、正義の側に立とうとしたのであり、だからこそ秩序へと回収できない悪しき欲動を「症状」として悩むことができたのである。

このように青年たちは既成の秩序の内部と外部を行ったりきたりしていたのであるが、外部とはいっても、せいぜいそれは「祭り」の範囲までのことであった。つまり彼らは古い秩序を破壊して新しい秩序の創造に向かうことはなかったのである。一方で、そうこうしているうちに走りだした破壊エネルギーは留まらなくなり、いつしかカオスの様相が見え隠れするようになってしまった。すなわち七〇年に近づくにつれて、一部過激派は反転劇（要するに「革命」）をめざして突き進んでいったのである。そして連合赤軍によるカオス（よど号ハイジャックや浅間山荘事件）をみるに及んで、単にお祭りモードでデモに繰り出していた学生の多くは忽然と姿を消していったのである。彼らの多くは企業戦士へと鞍替えし、そのエネルギーは成長神話のなかへと吸収されていった。

とにかく学園紛争によっても「中心としての秩序」はいっこうに覆らなかったのである。破壊から創造へというよりも、祭りが終わって日常の秩序に復しただけの話である。体制に反抗していた青年の攻撃性は余波を残しながらも秩序のなかに収束していき、まるで何事もなかったかのように、また以前のような色あせた日常がえんえんと続くようになった。というよりも、「中心としての秩序」は以前にも増してますます専制的になり、次第に世の中を隈なく管理するようになっていくのである。

もっとも全共闘の余韻がまだ残る頃から、虚脱感と後ろめたさのなかで「中心としての秩序」へと復帰しない一群が大学の周辺には残されていた。祭りの反動としての虚脱感、脱錯覚による価値の喪失が尾を引いていた。彼らは再び秩序のなかにもどることを忌避し、社会の生産ラインに復帰することを拒んだのである。それがアイデンティティー拡散（モラトリアム）という現象の始まりであった。

高学歴青年たちのリタイアにはスチューデントアパシー、または退却神経症といった名称が冠せられた。それを静かな反抗と呼ぶのも悪くはないが、基本的に彼らは怒りを持たないマージナルマンであった。ややこしい葛藤なども完全に捨象されており、要するに彼らは戦う前に白旗をあげてしまう人たちであった。オフコースやカーペンターズによって象徴される優しさ志向。本業である勉強や試験に向かうことをやめ、たとえば授業には出ないが、副業としての課外活動やアルバイトには参加するというのが彼らのスタイルであった。勝敗を決するような状況をあらかじめ回避し、争って傷つくくらいなら、始めからラインに乗らないことを選ぶわけである。

しかし、そのようなモラトリアムは、やはり「中心としての秩序」が健在だったからこそ、あるいはノモス（中心）に対立してアソビという領域（周縁）が成立したからこそ可能だったのである。彼らの好んだ逃げ込み先は趣味の仲間や、場末の映画館やジャズ喫茶など、社会への参入を留保する陽だまりであり、無時間的なアソビの場であった。ノモスとアソビがはっきりと区分されていたからこそ、彼らはアソビに閉じこもることによって「中心としての秩序」から距離をとることもできたわけである。

その後、モラトリアムは次第に低年齢化していき、不登校という形で少年たちのあいだにも拡がりをみせるようになった。八〇年代までは、やはり学校はまだ秩序の中心としてしっかりと機能しており、モラトリアムとはあくまで期限つきであることを含意していた。祭りが終われば日常がまた始まるように、期限が過ぎれば不承不承でも彼らはまた戻っていったのである。そこには今日問題になっているようないじめといった、学校そのものを揺るがせるような秩序の反転はまだ始まっていなかった。

攻撃のエネルギーはというと、その頃にはスケールを小さくして、あるいは少し内向して、暴走族や校内暴力へと矮小化されていた。まだちまたではポストモダンの旗手たちが「秩序の外へ」と軽やかに謳いあげていたし、金めぐりが良くなったせいもあるが、未来はそれほど暗くないと信じることができた。飛び交う情報のなかで何がこぼれ落ちていくのか、デジタル化した乾いた世界の底で人間の暗い情念がどうなっていくのかといった懸念がきかれることもなかった。まだ科学技術が幸福をもたらすという素朴な信仰を恥じらいもなく口にできた時代である。「鉄腕アトムの夢」はかろうじて生きていたのである。

以上のことをまとめると、対人恐怖や退却神経症といった現象はスタティックな秩序の内と外がはっきりと区別されていたからこそ可能だったのである。それと同じように、「(内因性) うつ病」が典型的な形で発症していたのも、この三つの領域が明瞭であった時代までのことである。すなわち高度成長のなかで、仕事に没入しすぎた人々は秩序の「内部」に封入されて (インクルデンツ)、そこから抜け出せなくなり、秩序に遅れをとる自分に苦しむようになった (レマネンツ)。過剰な没入によって「外部」との交通が遮断され、それによって心的エネルギーが失われるというのが、当時のメランコリー発症の形式だったわけである。七〇年代以降も、会社は村落共同体の面影をそのまま引きずっており、やはりかつての村人と同じように人々はスタティックな秩序のなかに組み込まれていたのである。戻るべき場所ははっきりしていた。心の専門家は人格の統合とかアイデンティティーの確立をめざし、ただクライアントを社会の秩序へとどうやって復帰させるのかという課題に取り組んでいた。

三つの体験領域の境界がはっきりしている頃は、話はいたって単純だったのである。すなわち統合失調症にはカオス、うつ病にはノモス、そしてアパシーにはアソビといった具合に、それぞれの領域に応じて精神疾患のあらわれ方も規定されていた (ここでは詳述しないが、神経症一般もノモスとアソビのあいだに置かれていた)。当時は退却神経症やうつ病などが人間の取りうる普遍的な形式であることを疑う者もなかった。しかし早くも八〇年代になると、そういう常識はもろくも崩れていくことになる。

3　変容する疾患図式

「中心としての秩序」の最初の崩壊現場は家庭であった。戦後世代の親が増えるなかで、まず秩序の担い手であった強い父親が失われ、母との二者関係がクローズアップされていった。それまで社会的秩序（三者関係）のなかで留められていた衝動性が家庭内暴力という形で流出を始めたのである（このとき、一過的にではあるが、人格の病としての青年期境界例がトピックスとなった）。

八〇年代、成長神話は過去のものになっていたにもかかわらず、人々はまだ右肩あがりに伸びてゆく直線のように未来を思い描くことをやめようとしなかった。人は未来永劫にわたって成長を続けていく――今となってはお笑い種であるが、自由と物質的な裕福さを横軸にとれば、縦軸は無条件に心の幸福をあらわす、そんな単純な公式が信じられていたのである。しかし何かが奇妙であった。走れば走るほど、目標がみえなくなり、不安がたかまっていくのである。成長神話はもう耐用年数を越えているというのに、その公式以外にしがみつくところはなかったのである。

そして「こんなはずではなかった」という声がそこここで囁かれるようになったのはバブル崩壊以降の九〇年代からである。世界のグローバル化の影で共同体の秩序はますます希薄になり、われわれは均質化する世界、中心なき時代へと突入していくことになる。それと同時に、ふつうが何だったのかがますますみえなくなっていった。それからの展開はおそろしく急速である。暗い過去を切り離し、先へ先へと走っているうちに、辺りには時間の深みを欠く薄っぺらで均質な世界、「外部」への通路を欠き、奥行きをなくした世界が拡がるようになった。そしてスタティックな秩序のなかに安らいでいるというわけにはいかなくなったのである。すべてが「内部」になってしまい、のっぺりとした絨毯に覆われたと思った途端に、そこには崩壊のきざしが見え隠れするようになったからである。

もう冒険家たちのように、秘境を求めてどこかに出かける必要もなくなった。「外部」、あるいは「異なるもの」は日常の内部からも顔を覗かせているのである。「内部」に覆われた均質な世界の中央に亀裂が入り、そこから「不気味なもの」が流出しはじめ、それまでの自明な世界（中心としての秩序）が根底から崩れはじめた。パラダイムの全体が崩壊して従来の疾患図式が通用しなくなり、内因性うつ病も以前のような形で発症することもなくなった（念のために記しておくと、DSMによる大うつ病は、単に雑多な疾患の集合、すなわち抑うつ症候群のことにすぎない）。内因性うつ病が古典的な形で発症するためには、そこに没入しうるように秩序が閉じられていなければならないのである。今では安定した秩序などどこにもないし、彼らが目ざすべき世俗的理想もみえなくなっている。仮にうつ病に陥ったとしても、治療の過程でソフトランディングすべき場所はどこにも見つからない。かつてのように「うつ病は三カ月も休めば治る」などと能天気に語る精神科医はもうどこにもいない（実際に、今ではうつ病は以前のように治りやすい病気ではない）。

同じように、スチューデントアパシーという病名も今ではほとんど死語になってしまった。かつての青年たちは、「学校という秩序」から脱落しても、課外活動や遊び仲間といったサブシステム（猶予つきの現実）のなかでは排除されなかった。彼らは「中心」が明瞭であるからこそ「周縁」にいるという選択的退却もできたのである。今やレールから脱落した人たちに忍び寄るのは「全面的ひきこもり」でしかない。

そのことは「非行」という現象が、もう「学校の秩序」との対比で語られなくなったことをみてもわかる。すなわち、最近の非行の主人公は、昔のように劣悪な生活環境や、ある種の人格障害を背景としたアウトサイダーではない。むしろ、はっきりした理由のない、ごくふつうにみえる青少年の「遊び型」非行こそが潮流である。そのような青年の問題行動は「中心としての秩序」への反抗や反発としてのアクティングアウト（行動化）として読むことはできない。彼らの多くは定型的な人格障害ではないし、対人関係のパターンは従来の診断の枠組みのなかにはおさまってこない。

学校でのいじめを取りあげても、加害者はむしろ秩序の中心にいるようなふつうの少年である。「非理性」が秩序の外部にあったのは過去のことであり、日常の内部からでも「不気味なもの」は躍り出る。秩序の中心からでも、ちょっとしたきっかけで唐突な暴力が湧きあがってくる。学校の秩序ないしは家庭の秩序の弱体化という時代の潮流のなかで、なおも教師や親に向かって秩序の番人たれというのは酷であろう。ときおりメディアを介して、少年たちの衝動性をまだ秩序の内部へと回収できるかのような評論がきこえてくるが、仮に教師が秩序の担い手としての職責をはたそうとしても、すでに「中心としての秩序」そのものの基盤が揺らいでいるのである。責任感が強ければ強いほど、何を相手に戦えばいいのかがみえなくなって、学校の秩序を守ろうとすればするほど教師たちは消耗してしまう。

もうそういう状況だというのに、相変わらず政治家や科学者たちが語るのは、いかにして成長を続けるのかということだけである。成長さえ続けていればワーキングプアやひきこもりの長期化、あるいは頻発する自殺にも歯止めをかけられるといいたいらしいが、そういった議論はもう見当違いなのである。たとえ貧困でも明るかったのは、成長の先に夢を語ることができたからであって、今の問題はもう夢を語れないにも関わらず、成長を追いかける以外なくなっていることなのである。

それにしても、軽やかに跳躍する者にとって、日常の秩序などは足枷にしかならなかったはずではなかったか。それ自体が幻想なのだから日常世界の自明性など捨て去ってしまえばいい、そう叫んで青年たちは嬉々として未来へと出立するはずではなかったか。二一世紀が始まって少し過ぎた今、われわれはあの頃、そのように語られていた未来を、すなわちポストモダンを生きている。しかし、それは思うほど心地いいものではなかったのである。おかしなネジレが至るところに見え隠れするようになり、よほど鈍感でもないかぎり何ともいえない居心地の悪さを感じずにはいられない。電子音が鳴り響く乾いた砂漠がえんえんと続いていて、その先は果てがないようにみえる。均質化していく世界のなかで、いつしか青年は夢とか理想を語らなくなった。

ふつうであることとは、ただ「中心としての秩序」のなかに違和感なく没入していることに過ぎなかったのである。だから中心が希薄になっていけば、当然ながらふつうがみえなくなる。もう異端をふつうの反意語として語ることはできなくなり、夢や理想もすでに現実の反意語としての地位を追われてしまった。ファンタジーすら、今の青年にとっては現実の対立語ではない。いうなれば今起こりつつあるのは現実そのものが虚構のように語られるという事態である。そもそもふつうとは何かという問いそのものが無効になってしまったのかもしれない。

かつて不登校の治療のスタンダードといえば「登校刺激を与えないこと」であった。早い話、彼らは「復帰しなければいけない」という自縄自縛に陥っているのであって、余計な刺激を与えずに放っておけば自然に復帰していくと考えられていたのである。しかし、それもまた「中心としての秩序」がしっかりと機能している頃の話であって、今やそのような単純な楽観が許されるはずもない。ひきこもりを続ける青年はすでに方向性を見失っているのであり、中心が失われた世界ではモラトリアムという用語さえ成り立たない。

4　秩序の崩壊と反転のはじまり

「中心としての秩序」が失われ、拠って立つべき足場もなくなった今、われわれはどこに向かっているのだろうか。周囲を見渡せばわかるであろうが、これほど個人が「固有の自己」から疎外される時代もない。「パソコンもインターネットも嫌いだ。携帯もそうだが、そんなものはオタクにでも任せておけ」といいたくても、実際にそんなことを口にすれば時代遅れの世捨て人になるしかないし、周囲からどんな風にラベリングされるか知れたものではない。とにかく、だれもが同じように思考し、同じ方向を向いていなければならなくなったのである。

「長いものには巻かれろ、強い奴らに逆らうと危ういことになる」。出る杭になると一斉に集中砲火を浴びてしまう。そして中心の失われた世界で、「負の中心」としてのスケープゴートが浮かびあがってきたのである。学校だけではない、職員室でも会社でも芸能界でも政界でも、どこでもいじめがダイナミックスに繰り広げられている。好むと好まざるとにかかわらず、われわれはいじめの傍観者のような心理状態におかれてしまう。触らぬ神にたたりなし、自分たちは円形劇場の観客であり、舞台の上では、出る杭になってしまった人が今日もマスコミの曝しものになっている。マスコミはしばしば趣味のよくないいじめっこである。そして大衆はいつも傍観者であり、おそらくは無責任な傍観者でいることに安住しているのである。

今日のいじめにおいては、強者と弱者の差異はいたって相対的である。鬼ごっこの鬼を選ぶときのように、スケープゴートを決めるのに理由はいらない。いつのまにか中心と周縁という階層秩序は崩壊し、全体を巻き込む形で「反転」が生じてしまう。被害者の目には、その他大多数の傍観者がすべて加害者の側に立っているようにみえているであろう。昨日は強者であった者が、今日は弱者の顔でうなだれる。傍観者も、あるいは加害者でさえもが、いつ地獄へと転落してしまうのか予想できない。溺れる者は藁をもつかむ。とにかく空気を読んで、「小さな中心」、あるいはとりあえず同型的な集団から脱落しないように注意しなければならない。正義という理念も「大きな中心」

に由来していたのであり、それも今ではもう死語に等しくなっている。テレビドラマや漫画の主人公はもう正義の味方などではなく、内面の悪に怯える哀れな良心の持ち主でしかない。今の時代、何が正しいかというよりも、勝ち組か負け組か、要するに損得勘定が優先するのである。

そして個性にめざめるはずの思春期にあっても「みんな一緒に」を強要される。集団のなかで「同じ顔」をしていなければ餌食にされてしまう。今どきの中学生には教室のなかで孤独に過ごす(群れないでいる)自由さえ許されない。「一人でいる」というのは「居場所がない」のとほとんど同義である。しかも「みんな一緒」にいても、どんなきっかけで反転が生じるか予想ができない。小さな同型集団のなかにいても安心していいわけではない。「小さな集団」にはそれぞれ、それなりの準拠枠というのがあって、いつも彼らはアンテナを立てて空気を読んでいなければならない。みせかけの優しさを維持するにも緊張を緩めることができない。いってみればそれぞれのふつう、その時々の自明性があるのであって、彼らは四六時中、そこへのチューニングを怠るわけにはいかないのである。こうなるとだれもがキメラ的に生きることを強いられる。一貫した自分(アイデンティティー)、正しい理念などというものはむしろ邪魔になるだけのことである。

物語を読むことができなくなっているのは物語そのものが変質し、アイデンティティーという一つの物語の有効期限が切れているからであった。そこでは「大きな秩序」を前提とした従来の疾患図式も成り立たない。しかし、それではアイデンティティーとはいったい何であったのか。成熟の過程で人は合理的思考を身につけて現実と空想を区別するようになる。そして自分の衝動をコントロールするようになる（といわれてきた）。アイデンティティーの獲得によって私は「固有の自己」になると共に、社会という共同体への参入を許される（と信じられてきた）。要するにアイデンティティーとは、権利上は過去・現在・未来にわたって同一であること（歴史的一貫性）、そして「他者からみた自分」と「自分からみた自分」が一致していること（間主観的同一性）を保証するはずであった。

今ではわれわれは一つの物語に安んじてなどいられない。いつ・どこで・だれにとっても同一である人間などというのは過去のものになりつつある。世の中は目くるめくように展開し、コマ切れの時間のなかに身を置かなければならない。どこかに固定点を持つことなどできないのである。「中心としての秩序」の危機に呼応して、一人の人格のなかに多様な意識の流れが、各々のつながりを失って流れ出すようになったのである。物語は寸断され、それぞれの「小さな物語」へと細分化される。ときには意識の流れが複数化し、「私が、私ではない私に出会う」といった病的にみえるような現象さえ、ふつうの若者のあいだに見られるようになった。「内なる他者」の氾濫、すなわち個人が別の個人へと滑走する可能性をはらむようになってしまったのである。それは周囲を突然だしぬいてしまうような、あるいはいつ共同体の枠外へと逸脱していくかもしれない可能性である。といっても本当はそんな共同体の枠組も機能しなくなっているのであるが。

今日も青年たちはそれぞれの小さな集団（仲間）にチューニングするために、携帯強迫に陥っている。ネットゲームの小世界などはもっと居心地のいい陽だまりかもしれない。多面なモードへのチューニング――このような状況が単に多様化という範囲を越えて、「人格の複数化」の揺籃となっているのである。そして広義の解離が病的なものとしてではなく、診察室の扉を越えて潜在的に拡がるようになった。アイデンティティーという鎧、あるいは免罪符は通用しなくなり、そんなものはもともと虚構にすぎなかったのではないかと囁かれるようになった。しかし、もし「私」のアイデンティティーが虚構だったとしたら、世の中の自明性そのものも虚構だったということになりはしないか。

アイデンティティーへの懐疑を、七〇年代に流行した「同一性拡散」の延長線上に並べることはできない。前述したように「同一性拡散」（スチューデントアパシー、退却神経症など）とは、「中心としての秩序」との対比で語られていたものである。当時は、拡散している状態をいかに統合するのかさえ考えればよかったのであるが、今ではどこに向かって統合していけばいいのかがわからなくなっている。多くの青年が「みんな一緒に」いても、すなわち均質な集団のなかにいても、いつも転落の予感におびえている。あまり深く考えこんでいるとネクラというレッテルをはられていじめの標的になってしまう。たとえいじめられていながらも、空気を暗くしないように「悲しき道化」として軽やかにふるまってみせなければならない。「みんな一緒」といっても、その「みんな」とは、そのつどコマ切れに顔を変えていく場当たり的な仲間にすぎないのである。めまぐるしく展開する目の前の「小さな集団」にチューニングし、次から次へとメールに返事を書き続けなければならない。それもできるだけ相手を傷つけずに、本音を隠蔽しながら、絵文字の配置にさえ気を配っていなければならない。

どこでみかけるのも、一見したところふつうの優しそうな青年たちである。昔のような一目でそれとわかる非行少年は見当たらなくなった。今どきは茶髪どころか金髪に染めるのも、あるいは臍にピアスをあけるのもすべてふつうの範囲内である。中心と周縁の差異がなくなったのだから、ふつうと非行、秩序と反秩序という区別が相対的になるのも当然である。いったん見慣れると、あたかも昔からそれが「自明なこと」であったように錯覚するようになる。しかし、警戒しなければならないのは、非行のしるしがわからなくなるのに呼応して、世の中全体にある種の不可解が蔓延するようになっていることである。今では、相手を死に追いやるようないじめに走るのもたいていはふつうの子である。リストカットや薬物に手を染めるのも、七〇年代から八〇年代にかけて跋扈した境界例ではない。要するにふつうであることの内部で、ふつうを裏切る出来事が噴出し始めているのである。

昨日のように今日が、今日のように明日がめぐってくるといった具合に、平穏な日常が今後も続いていくと信じることができる人は少ないであろう。われわれは一度走り始めたら最後、二度と止まることはできない電車に乗ってしまったのである。変化することは怖いが、変化しないでいることはもっと怖い。アイデンティティーなどにこだわっていると、電車から振り落とされてしまうのである。

もはや「中心としての秩序」にも衝動に歯止めをかける装置としての役割を期待することはでき

ないし、アイデンティティーの獲得というのも、もう発達の目標点ではなくなってしまった。こうなると衝動とは本当に私に属していたのかという疑問さえ生じてくる。無秩序、無定形、そして多元性が身近なものになり、われわれは「内なるハイド」を封じ込めることができなくなったのである。かつてスチーブンソンがジキル博士に語らせた次のような予言が次第に真実味を帯びるようになってきた。

私は……一日一日、確実に「あの真理」に近づいていった。そして、それを一部分発見しえたために、このような恐ろしい破滅に追いやられたのである。その真理とは、人間が単一の存在ではなく、実は二元的存在だという事実である。もちろん、ここで二元的と述べているのは、目下のところ私の知識がそれ以上を出ないからにすぎない。やがて私と同じ研究にたずさわり、私を凌駕する人々が現れるだろう。したがって、あえて推測を試みるならば、将来いつの日か、人間が多元的存在であることが明らかにされるのではないだろうか。すなわち、人間は一個の国家であって、内部には雑多で独立した住民が互いに対立し合っている……。

かつて「異他なるもの」とは「中心としての秩序」の外部から侵入してくるものであったが、それが今では「中心」のいたるところに穴が空いて、「得体のしれないもの」がどこからともなく噴き出してくる。いつ騒ぎ出すか知れない多型性の衝動に枠をかける共同体の装置が、以前のように機能しないのである。衝動ないし無意識に責任を負うべき「私」の同一性にも穴があいている。前述の解離‐外傷‐自閉というトライアングルも、そういった現代的な土壌のなかからあらわれてきたのであり、そこにも時代にマッチした新しい解釈が求められている。

注

（1）第九章参照。
（2）ブロイヤー、フロイト『ヒステリー研究』（金関猛訳、筑摩書房、二〇〇四年）。
（3）ジャネ『神経症』（高橋徹訳、医学書院、一九七四年）。
（4）クーン『科学革命の構造』（中山茂訳、みすず書房、一九七一年）。
（5）終章参照。

第七章　疾患概念を再考する

九〇年代以降、心の専門家は深刻な自明性喪失に陥ったままである。「中心としての秩序」が機能しなくなり、アイデンティティー（主体の一貫性）が失効している今、これまで疑われることのなかった疾患の同一性も揺らぎ始めている。今では古典的な疾患概念はあまり役に立たなくなり、心の病（精神疾患）を従来の枠組のなかで捉えることが難しくなっているのである。

たとえば解離、トラウマといった諸概念も中心となる主体の存在を前提として定義づけられたものである。トラウマとは主体の意識から解離され、主体（統合された中心）に向かってフラッシュバックするものであり、多重人格における交代人格とは、中心となる主体（主人格）から切り離された人格部分のことである。ところが、体験する主体の一貫性が疑われる状況ではそういった解釈の枠組そのものが疑わしくなる。

ここで、われわれは理論中立的（a-theoretical）な態度を貫くことなどできないということを、もう一度確認しておかなければならない。現象を把握するときには必ず何らかの理論が介入するのであって、むしろどのような理論的前提がそこに働いているのかを見極めることの方が重要である。とくに必要なことは、主体との関係において鍵となる疾患概念を正しく位置づけていくことである。以下に、キーワードとなるいくつかの疾患概念を取りあげてみることにする。

1　アノレキシア——垂直方向への上昇

なぜ、ここでアノレキシア・ネルボーザ（神経性無食欲症、以下アノレキシア）なのかと疑問に思うかもしれないが、実はそこには「中心としての秩序」からの離脱を告げる最初のきざし、古典的な神経症とは異なるパラダイムがはっきりと表現されているのである。イギリスの産業革命の頃に最初に報告されて以来、アノレキシアは近代化の波のなかで徐々に数を増していき、八〇年代以降はどこにでもみられるありふれた疾患になった。いわば成長神話の落し子ともいってもいいものである。

ビンスヴァンガーの表現を借りていうならば、アノレキシア的戦略とは自らの来歴（既在性）をふりきって、高みへ高みへとのぼりつめていくことである。彼らはこれといった身体的理由がないにも関わらず、放置すれば死に至るまで痩せ続けていく。ダイエット、つまり理想体重を達成することが重要なのではない。目標とする体重を達成することで彼らは決して満足しないのである。すぐに新たな目標を目指して全力疾走を始めなければならなくなる。つまりただ痩せることではなく、痩せ続けることに力点が置かれるのである。アノレキシアを単純に食欲の病気、あるいはいきすぎたダイエットなどと考えてはならない。

誤解してはならないのは、痩せ続けることによって彼女らが手にするのは「美しい身体」ではないということである。彼らは自分自身の過去の全体を否認して、新しい自分に魔術的に変身しようとする。そのために彼らは他者にみえる自分を消さなければならない。たとえ身体にこだわっているようにみえてもそれは周囲から賞賛されるためではない。その証拠に痩せ続けているときには他者からみえる身体は完全に視界から消えており、みられる身体は意識されていない。「みられる身体」のなかには、彼らが否認しようとする過去が映ってしまうのである。痩せ続けているにも関わらず、彼らがなぜあれほどまでに生き生きとしているのかといえば、その行為のなかに情動－過去－他者－身体を遮断するという魔法が働くからである。教科書に書いてあるボディーイメージの障害とは、他者から身体（対他身体）をブロックすることによる二次的効果にすぎない。

少し症例にあたってみよう。

N子（一六歳）

高校生である彼女の身長は一六〇センチで、もともと体重は五〇キロ前後を行き来しており、とくに肥満を意識したことはなかった。学校ではバスケットに没頭し、先輩たちからも将来を期待されていた。ところが、一年生の夏合宿を前に、足をくじいたことをきっかけに、試合に参加できなくなってしまった。やや気分が沈んでいたところに、当時つきあっていた男性からなじられたことも重なって、ますます自責的になっていった。

何が直接のきっかけだったかは彼女にもはっきりしない。部活の先輩たちから怠けていると思われたくなかった。痩せていれば調子が悪いとわかってもらえると思ったのかもしれない。あるいは何か目標がほしいという気持ちが働いたのかもしれない。とりあえず、思い立って四五キロをめざしてダイエットを始めたのだという。

それからは、やり出したら止まらないという性格もあってかどんどんやせていった。しばらくして彼女は「すっかり自分の性格が変わってしまった」という、これまでに経験したことのない爽快な感じをもつようになった。以前のダメな自分をすっかり脱ぎ去って、新しい自分になったという不思議な感触――実際に以前とは違ってテキパキと意欲的に動けるようになったし、勉強にも集中できるようになった。あんなに気にしていた周囲からの視線もまったく気にならなくなった。

しかしその感覚を長続きさせるためには、一瞬も手綱を緩めることができなくなったのである。目標を達成しても、彼女はダイエットをやめるわけにはいかなかった。そんなことをすると、いっきに食べてしまいそうな不安（肥満恐怖）に襲われる。彼女は途方に暮れてしまった。別に痩せたいというわけでもないのに、ただダイエットをやめた途端にもとの自分に逆戻りしてしまいそうになるために、すぐに次の目標にしがみつくしかなくなったのである。四〇キロから三五キロ、そして三五キロから三〇キロへ、次々と彼女は目標を更新していかざるをえなくなった。そうなると、さすがに危機感を覚えた家族が放っておいてはくれなかった。母親に懇願されてやむなく来院したのだという。

過去を切り離すために、目標に向かって走り続けなければならない。走るのをやめた途端に、醜い自分に引き戻されてしまう。「黄金の鳥籠（ゴールデンケージ）」という喩え(1)はなかなか妙を得たものであった。彼らの求めているのは身体をもたない存在――「空気の精(2)」に変身することなのである。しかし不幸なことに、こうした垂直方向への疾駆は例外なく失敗に終わってしまう。未来への投企を続けていると、過去はますます汚い「根底」（穴居の世界）となって、背後から襲ってくるようになる。しかも逃げようとすればするほど、それはますます勢いを増してどこまでも追いかけてくる。「根底」を否定すればするほど、自らの姿はおぞましいものに姿を変えて蘇ってくるのである。

少しでも気を緩めると、地上に引きずり戻されてしまう。実際に一度食べ始めると貪食の嵐（過食発作）に巻き込まれてしまう。それはもうふつうの食欲とはいえない代物で、「がつがつ喰らう」といった動物のような悪食である。妖精をめざした彼らは妖怪のような「醜悪な姿」になって、過食‐嘔吐という泥沼に陥っていくのである。

自らの来歴を否認して、ただ高みへとのぼろうとする彼らの戦略を笑うことなどできない。彼らの失敗は単に選ばれたテーマが食‐身体だったからに過ぎないのである。われわれもまた成長神話のなかで、彼らと同じように「走り続けなければ奈落に転落する」という強迫観念に支配されてきたではないか。この国の近代史、とくに明治維新以降には強烈な欧化政策の嵐が吹き荒れ、われわれは自らの歴史や文化を否認、あるいは価値下げし、外から強いられた理想を受け入れる以外になかった。四隻の黒船の大砲は強姦する巨大なペニスのようにわれわれの脳裏に傷跡を残してしまった。そして西欧列強を理想として走り続けていながらも、他のアジア諸国のように植民地へと転落するのではないかという不安にいつも苛まれてきた。

それほど昔にまで遡らなくても、望みもしないのに走らされるという強迫的スタイルは先の大戦以降のわれわれにもそのまま重なってくる。敗戦後の占領時代における思想統制以来、自らの来歴を否認する傾向はわれわれの思考パターンに浸透したままになっている。来歴否認と未来への疾駆というパターンが凝縮したところに、アノレキシア的態度の本質があったことを思い出すべきであろう。

とにかくこの国の来歴は二度にわたって寸断され、われわれは自らの過去を否認したまま、ただ理想の未来に向かって自らを駆り立てるしかなくなったのである。「心優しい科学の子」である鉄腕アトムはいわば高度経済成長時代の申し子であった。しかし走り続けているうちに、過去の全体はますます「おぞましいもの」として、われわれの目にうつるようになったのである。われわれは自らの来歴をいっそう恥じるようになった。アノレキシアのように、どんなに高い理想を達成しても、たとえ一度は世界に冠たる経済大国になっても、それによって自己評価が高まるということはなかった。また次の新たな目標が必要となっただけであった。

こうした戦略が必然的に壁につきあたることになるのは、未来へ未来へと向かうベクトルが、結局は今現在という体験の中心、既在性（過去）に支えられた足場をも奪い去ってしまうためであった。そして、今ではわれわれはこれ以上どこに向けて走ればいいのか、どこに目標を探せばいいのかわからなくなっている。われわれは「おぞましき過去」にもう一度、否応なく直面せざるを得なくなっているのである。

2　PTSD――水平方向へのスライド

バブル崩壊以降、冷え込んでいく世界のなかで、世の中では垂直方向への疾駆という戦略はもう使えなくなってしまった。ただ上昇を続けることによって未来が開けるとはだれも信じなくなったのである。そうなると活路は水平方向にしかないことになる。

PTSDの戦略とは心的外傷を水平方向へとスライドさせることであった（図7-1）。耐えがたいエピソードは主体の全体性（時間的統合）から外されて外部へと押し出される。押し出されたエピソード（外傷記憶）はもはや記憶の階層秩序（生活史）のなかに属さないために、記憶表象と

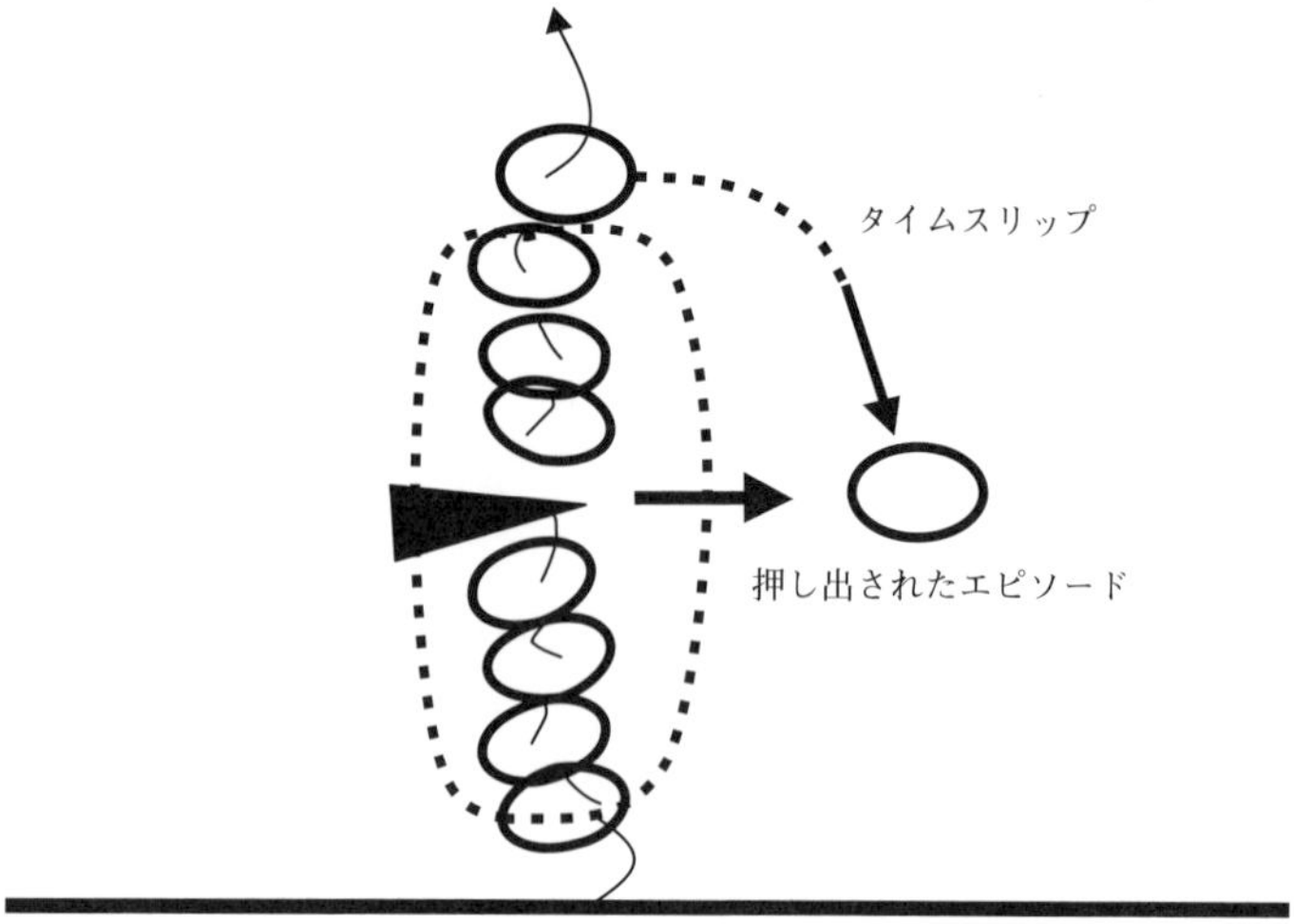

図7－1　PTSDのメカニズム

耐え難いエピソード記憶は記憶体系のなかから外へ押し出されたまま，現在という時制で漂っている。これが回帰してくるときには，むしろ自己の中心が過去へとスライド（タイムスリップ）するという形をとるのである。

しての形式からも外れてしまう。外傷体験がフラッシュバックしているとき、彼らはそれを単に想起しているのではない。PTSDにおいて本質的なことは、そのとき突然、彼／彼女がそこからいなくなることである。もしフラッシュバックが単に記憶内容の再現前を意味しているだけならば、あのような強烈なパニックに陥ることを説明することはできないのである。

クリニックを訪れた三三歳の女性は、面接中に八歳のときに受けた激しい性的暴行シーンがフラッシュバックし、呆然とした様子で次のように語り出した。「痛い、痛い……頭が痛い、血が流れている。生あったかくて気持ち悪い。変な臭い……血が流れている……先生にも見えていますか……」。そういったすぐ後に視線が定まらなくなり、彼女は茫然自失の状態に陥ってしまった。

また三八歳の女性は、過去の男性から受けたDVの場面がフラッシュバックしているとき、突然、目の前にいる現在の夫を過去の男性と思いこんで、彼に包丁を向けてしまったという。

ショッキングなエピソードは、記憶表象として個人の生活史のなかに組み込まれず、したがって過去という時制を持つこともなく、今・現在という時制に漂っている。だからそれが再生されるときには、むしろ主体の方がエピソードに捕獲されるのである。そのとき現在進行形の時間は中断され、彼らは過去へと暴力的に引き戻されてしまう。彼らはそのときのシーンを細部にわたって見聞きし、じかに感じるのである。彼らの陳述を信じるならば、それは「知覚のような表象」ではなく、まさに知覚そのものである。そこで生じているのは過去の体験のフラッシュバックではなく、過去へのタイムスリップである。つまり主体そのものが、過去のある時点へと飛ばされるのである。

こういった現象に直面すると、いったい知覚と表象の差異とは何であったのかと考えざるをえなくなる。一般には直接知覚されるのは、客観的に現前する実在であり、外部空間にあらわれる世界である。これに対して表象とは、知覚内容が観念的に再構成されたもの、つまり知覚の模写にすぎない。それは主観的表象空間にのみあらわれる。すなわち、トラウマであれ何であれ、記憶されたものの再想起は表象としてしか体験されないはずであった。直接的に現前するもの（知覚）と再現前（表象）のあいだには、踏み越えることができない隔たりがあったはずであり、この区別が撹乱されるのは幻覚だけというのがこれまでの常識であった。ところがPTSDではその隔たりが一挙に吹っ飛んでしまう。再体験であるはずの過去がありありと知覚的に体験されるという驚くべき事実――そのとき知覚と表象、あるいは現在と過去は反転している。タイムスリップしているときには、トラウマの方が今現在という時制を帯びる。たとえ過去の体験であれ、それが現在という時制を帯びれば知覚化するということなのである（詳細は省くが、ここでもフロイトの表象仮説は完全に裏切られている）。

しかしもっと注目すべきことは、今ではこの壁の乗り越えが、トラウマ（心的外傷）とはいえないような日常的なストレスによってても引き起こされるようになっているという事実である。トラウマとは「あやうく死に至るような」出来事であったはずであるが、そういった線引きが成り立たないのである。最近ではほんの些細なストレスによっても時間的統合が簡単に破られてしまう。近頃フラッシュバックという現象が急速にその裾野を拡げているという不思議な事実に直面せざるを得ないのである。

たとえば、ある高校生は些細ないさかいを理由に別れた恋人との思い出が耐えられないと訴えて来院した。蜜月の日々の思い出、とくに彼女の笑顔がフラッシュバックして混乱するというのである。もちろんフラッシュバックに悩んでクリニックを訪れる人のなかには、DVや激しいいじめの被害者なども少なくはないが、しかしそれよりもさらに目立つのは、彼のように失恋や、上司や同僚との間のトラブル、あるいは親や恋人からの叱責など日常生活のなかでのちょっとしたストレス

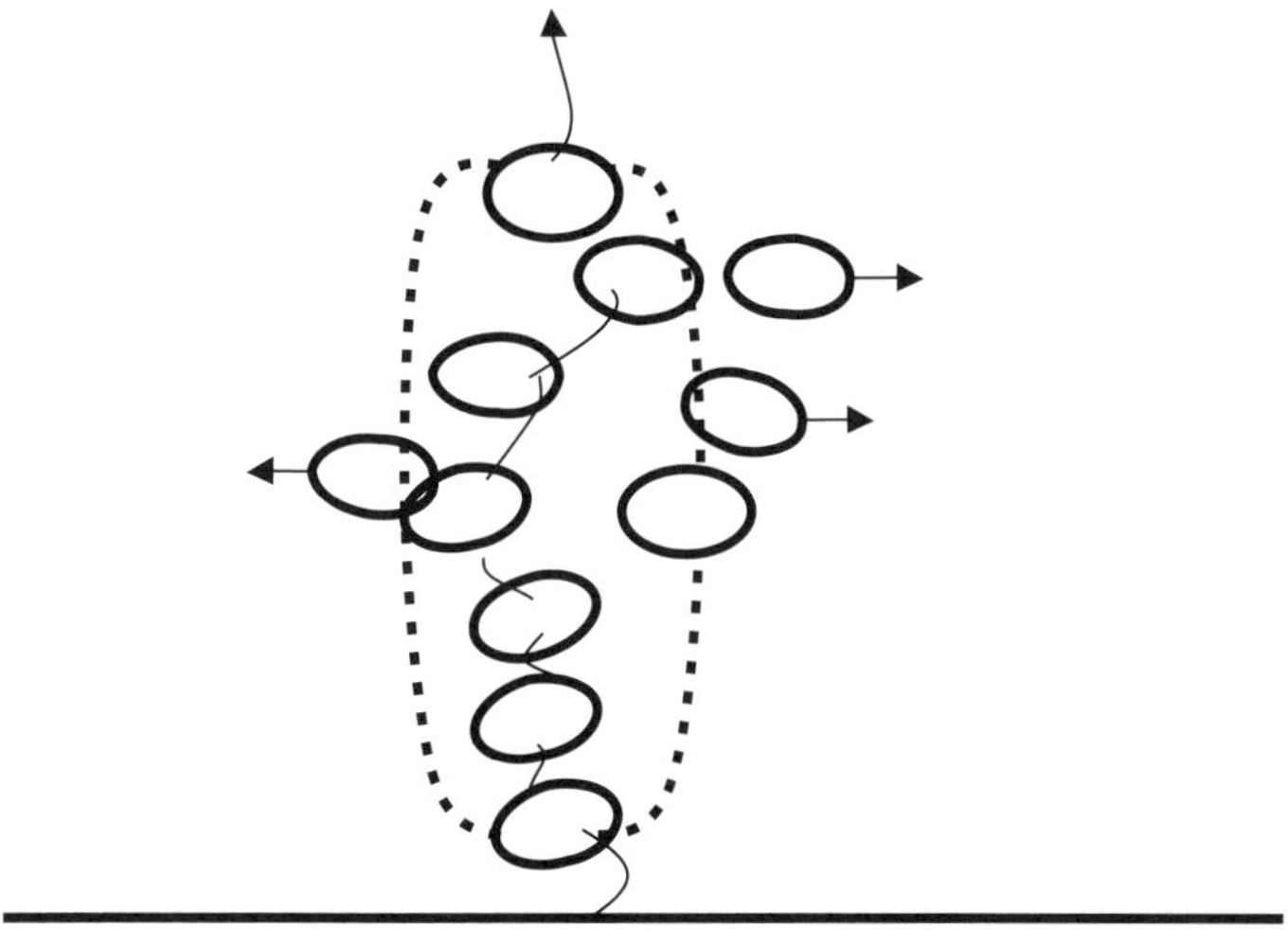

図7-2　日常のトラウマ化のメカニズム

それほど外傷的とは思えないエピソードまでもがPTSDと変わらないトラウマの形式を持つようになっている背景には，エピソードをつなぐ糸がゆるんで主体の統合中心が不明瞭となり，アイデンティティーの枠外へとエピソード記憶が逸脱する傾向をはらんでいるという状況がある。

によるものである。その場合にはPTSDという診断は留保されるが、体験形式としてはまったく区別ができない。

なぜ、そのような日常のなかにあらわれる出来事さえ、容易にトラウマ化するようになったのであろうか。なぜトラウマの範囲がこれほどまで拡大しているのだろうか。そこには日常に回収できないような何らかの裂け目（非日常）が拡大していると考えざるを得ないのである。この一見平和にみえる世の中に裂け目が拡大していることをどう解釈すればいいのであろうか。たとえ虐待やいじめ、DVが増えたとはいえ、昔の時代にはもっと悲惨な状況が少なくなかったはずである。むしろ彼らの心的構造に以前とは異なる変化が生じていると考えざるをえないのである。体験の悲惨さに重きをおく現在のクライテリアに従うかぎり、そういったＰＴＳＤの本質は取り逃がされてしまう。

そのメカニズムとして、もっとも考えられるのは図７－２のようなシェーマである。記憶の階層秩序に属さない記憶がトラウマであると先に述べたが、ここで問題になっているのは、トラウマの性質ではなく、記憶の階層秩序の方である。つまり主体を統合していた軸がゆるんだことによって、エピソード記憶が大した外部的要因もなく外へ外へとスライドしはじめているのである。自己の来歴を一貫したものとしてつなぐ糸がゆるみ、体験そのものが自分から離れていく。そして主体の統合の枠から外れたエピソード記憶はトラウマのようにフラッシュバックするようになっているのである。もはやトラウマだけが中心から逸脱していくのではない。中心そのものが融解し、中心と周縁の差異が消失しはじめているのである。

3　人格の解離――多元化する主体

そして記憶を束ねるアイデンティティーの軸がさらに緩んでいくと、その枠外に逸脱したエピソード記憶は、それ自体が一つのまとまりとして独立して機能しはじめる。物語の主人公である主体そのものが水平にずれていき、そこに「私」とは別の主体があらわれるのである。臨床的にはこれは人格の多重化という形をとることになる。

私のなかにもう一人の私がいる。そう聞けば一般には多重人格を思い浮かべるかもしれないが、診断上はそれほど単純ではない。そこにはまたしても、あのアメリカの診断クライテリア、DSMが関わっている。

念のために、ここでDSMの多重人格の診断クライテリアを示しておこう。

（1）二つまたはそれ以上の、はっきりと他とは区別される同一性または人格状態が存在する。
（2）これらの同一性または人格状態の少なくとも二つが、反復的に患者の行動を統制する。
（3）重要な個人的情報の想起が不能であり、ふつうの物忘れでは説明できないほど強い。

ちなみに、DSMにおいては多重人格（解離性同一性障害）こそが解離の代表とみなされている。一方で国際分類（ICD）では、むしろ多重人格は稀で例外的な疾患として片隅に置かれる。

多重人格と診断されるには、まず主人格（中心）と交代人格（周辺）が峻別され、交代人格の存在が主人格には隠されていなければならない。すなわち、交代人格が前面に出ているとき、主人格はそれを想起することはできない。交代人格は「忌まわしい記憶」を主人格から切り離すために出現したのであるから、主人格がそれを意識できるというのでは都合が悪い。つまり現在の解離学説では、健忘こそが解離にとっての中核症状とみなされているのである。

一方で、主人格が別人格を認識している場合には、それは主人格による空想の産物として扱われ、

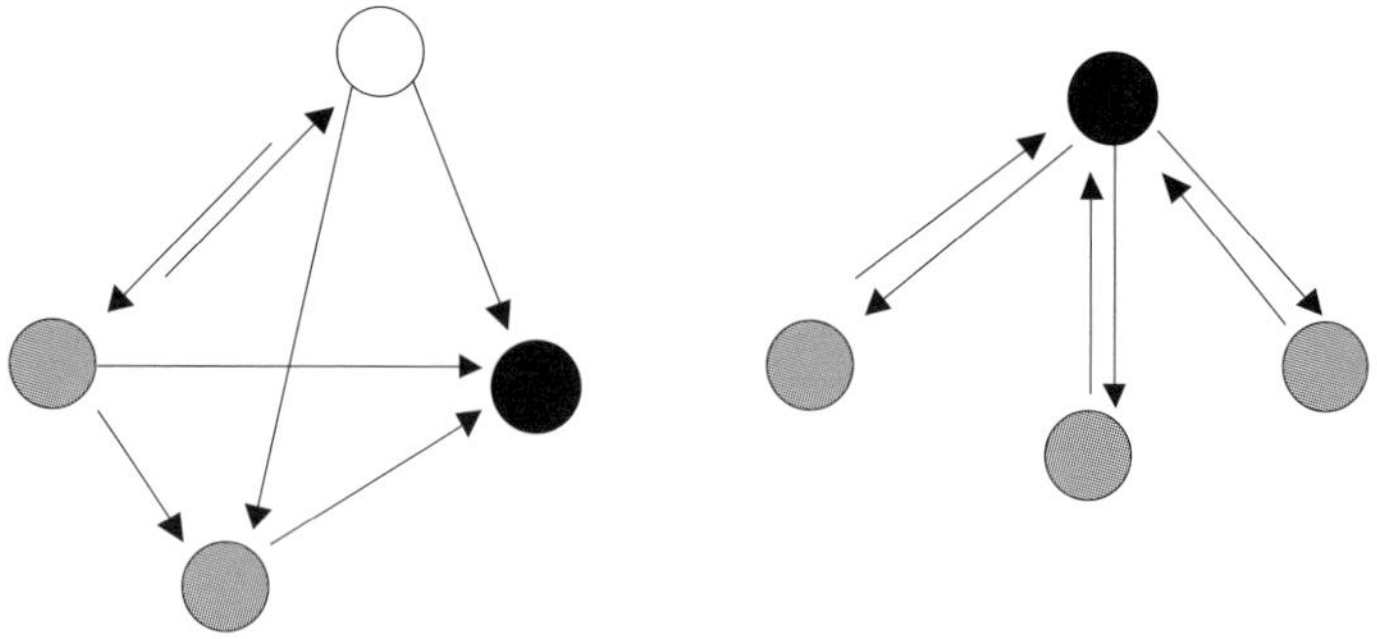

図７－３　二種類の多重人格

図のなかの矢印は「意識の透過性」をあらわしている。現行の診断基準では，DIDにおいて主人格（黒丸）は原則として交代人格（灰丸）の活動を直接知ることができない。主人格が交代人格を俯瞰できる場合（ジキル／ハイド型）には，それは交代人格ではなく，主人格の想像によって作り出されたもの（イマジナリーコンパニオン）とみなされる。またDIDにおいても俯瞰的な位置にたつ交代人格（白丸：ISHとよばれる）があらわれることがあり，ときにそれは治療の協力者となってくれる。最近の臨床においては両者の区別は相対的になりつつある。

ＤＩＤの交代人格とは似て非なるものとみなされ、イマジナリーコンパニオン(3)という名称があてられる（ジキル博士にとってのハイド氏もそれにあたる）。また解離した人格が人格としての深みを欠き、要素的感情（たとえば怒り、喜びなど）しか持たない場合などには人格断片という呼称があてられる。しかし交代人格がＩＣから発展する可能性も以前から指摘されており、両者の関係には依然として曖昧な点が多い（図７－３）。

奇妙なのは、人格の多重性がはっきりしている場合でも、そこに大きな健忘がなければ（ＤＳＭでは）多重人格とはみなされないことである。そこには一つの物語（アイデンティティー）としての主人格が中心にあり、それを防衛するために交代人格が出現するという前提があるからである。要するに交代人格とは抑圧された記憶内容と等価であり、それは主人格の意識に現前してはならない。

しかし、実際に人格の多重化を訴えるケースを覗いてみると、主人格と交代人格をそれほど簡単には区別できないケースが圧倒的に多い。そして交代人格（ＩＣ）にも人格としての一貫性が備わっていることが少なくないのである。以下にありふれた症例を一つあげておく。

ヨウコ（二二歳）

ヨウコは二人姉妹の長女として、家庭ではおとなしく従順な子として育てられた。会社経営の父親は地方を転々として家庭に落ち着くことのない人であった。天真爛漫な母親も子育てには無頓着で、姉妹の養育のほとんどが祖母に委ねられていたという。

ヨウコは近所や学校ではリーダー的で明るい子とみられていた。ところが彼女によると、「明るく利発な子」というのは、物心ついた頃より、頭のなかに存在しているカナエという人格（ＩＣ）の性格であり、彼女自身は小心で臆病な性格なのだという。カナエは学校でも生徒会長などを引き受けて活動的にふるまい、ヨウコはその背後（頭の後方であるという）で、カナエの行動を眺めていたという。

母親は懇談会などで教師から彼女の活発な様子をきくにつけ、家庭とのギャップを訝しく思っていたという。彼女のなかにはカナエの他にも幾人かのＩＣが存在していたが、日頃はヨウコとカナエの往復でほとんどの時間をやり過ごしていたという。ヨウコにとってのカナエは、まったくの別人であり、会話を交わさなければ相手の心を知ることはできない。カナエとの対話ははっきりとした声であることもあれば、イメージ（表象）だけのこともある。ヨウコとカナエは文字通り友人のような関係にあったが、どちらかというとカナエの方が庇護的な役回りを演じていた。たとえばヨウコがいじめられて困惑したときや、解決できない事態に陥ったときには彼女に助言を与えるか、あるいは彼女に代わって前面に出てきて、困難な状況に対処してくれた。ヨウコとカナエのあいだのモード切り替えは、ふいに生じることもあるが、多くは彼らの合意によるという。それまでヨウコがカナエの存在について周囲に告げることが一度もなかったのは、ＩＣはだれにでもあることだと信じていて、あえて話す必要性を感じなかったからだという。

地元の高校卒業後、都会の大学に進学した彼女は、部活動などにも進んで参加し、精力的に日々をこなしていた。しかし、実はその頃、生活の大半を占めていたのはカナエの方であった。カナエは複数の男性と交際をはじめるなど、内気なヨウコの手の届かない方向へと進んでいったが、ヨウコは「二人」の生活にとくに違和感を覚えることもなかったという。

しかし、カナエの付き合っていた男性が、まったく唐突に自殺に及んでしまったことをきっかけに、事態は思わぬ方向に展開することになった。明るかったカナエはその事件をきっかけに「頭の後ろ」の方に引っ込んでしまい、やむなく多くの時間、ヨウコが前面に出なければならないはめになった。しかし、それまでのカナエの交際範囲はかなり広かったため、それを取り繕うことなどとても彼女にはできなかった。そしてそうこうしているうちに、もっと別の断片的な二人のＩＣがヨウコを苦しめるようになったのである。そのうちの一人は脈絡もなく、頭のなかでいきなり「あいつを殺せ」などといって彼女を困惑させ、もう一人は人前で突然、幼児語を話し出してしまって大恥をかく始末である。約三カ月後のある日、ヨウコは「過呼吸発作」で倒れ、救急病院に搬送されてしまった。それをきっかけに実家に引き戻されるとともに、母親に連れられて、私の外来を訪れることになったのである。母親に強く勧められての来院であったが、実はヨウコ自身もこうした状況にすっかり疲れ果てており、内面の状況について語ることに抵抗はなかった。付き添っていた母親はこのとき初めて彼女のなかのＩＣについて知り、それまでにうすうす感じていた二面性にようやく合点がいった様子であった。

もし恋人の自殺というショッキングな出来事さえなければ、この症例は事例化することもなく、ヨウコとカナエの共同作業はその後も問題なく続いていたものと推測しうる。それを思うとヨウコを単に病的と決めつけて済ますことはできないのである。カナエに人物としての一貫性、つまり個人としての歴史性がないなどということもできないであろう。ヨウコとカナエのような二重性は一般青年のなかにも徐々に拡がっていると思われるが、現行の診断基準ではそうした二重性を正確に記述しうる用語はない。ヨウコのような症例においてはＩＣとＤＩＤを質的にわけることができないのである。両者には断片的な性格のものから人格として高度に統合されたものまでさまざまな段階のものがあり、少なくとも健忘の程度によって質的に区別することは難しい。

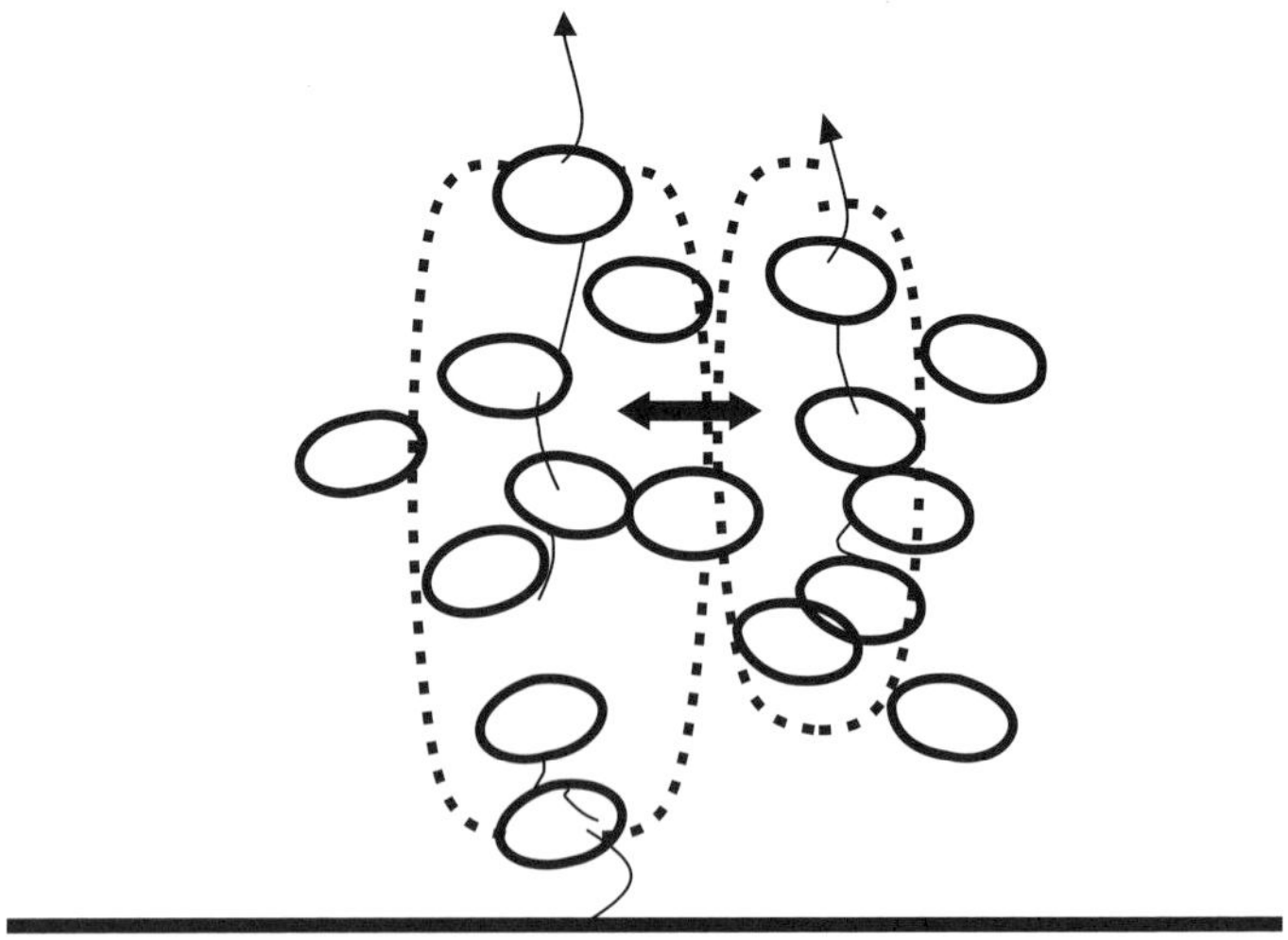

図7－4　主体の多重化

物語的同一性の解体は，ときとして人格の多重性につながるが，その場合，主人格と交代人格という差異は明確ではなく，相互のあいだに健忘の壁がはっきりしないことも多い。

もう一つ、ここで指摘しておかなければならないのは、ヨウコとカナエの共同生活において、どちらが主人格でどちらが交代人格（副人格）かを決めることも事実上できないということである。二人はもの心ついたときから互いに対話を交わし、一人ひとりが独特の記憶体系をもっていた。そのためにカナエが陰に隠れてしまったあと、ヨウコはカナエが担っていた人間関係を処理できないという困難に陥ったのである。教師と母親のあいだの齟齬も、学校のなかではカナエが主な人格成分を担っていたという事実に由来していた。そもそも教師や同級生はカナエ以外の人格とは出会っていなかったのであり、カナエが学校では「主人格」としてふるまっていたことは明らかなのである。

健忘がトラウマから主人格を防衛するために働くという従来の解釈は、ヨウコのように、主人格と交代人格の区別が曖昧な症例では意味をなさないことがわかるであろう。ここで問題になっているのは体験する中心そのものの相対化、ないしは中心と周縁の区別の消失であり、図7－4に示すように体験する主体そのものが多重化する状況をどう理解するかということである。

精神科臨床の現場でＩＣが認識されるようになったのは、まだここ最近のことである。しかし注意を向ければ向けるほど、こうした現象が青年のあいだに（病的か健常かを問わず）広く蔓延することに気づかざるをえない。解離そのものは人類にとって相当に古い起源をもつ防衛であるが、時代は若者を中心に新しいタイプの解離を醸成しつつある。とくにそれは健忘のないところに、主人格と交代人格という区別を越える形で増殖しているのである。

さらに、ＩＣをもつ青年には、インターネットなどのサイバー体験への愛好者が少なくないという印象も付け加えておきたい。サイバー空間は、単なるファンタジーとは異なり、それ自体が間主観的な交流の場であるがゆえに、現実世界の構成そのものを変質させる可能性を持つのである。つまりサイバー空間は空想的でありながら、そこには現実の他者との交流が営まれるがゆえに、それ自体が「新たな現実」として働くのである。ネット上で行われるロールプレイングゲームなどを思い浮かべればいいが、彼らは文字通り別のアイデンティティーとしてそこに参入することもできるのである。

ネットゲーム愛好者に、試みに「あなたにとって日常生活とゲーム世界のどちらがリアルだろうそういった状況そのものがＩＣを増殖させる母体となっているのである。
ことも少なくない。サイバー体験における現実と空想の奇妙なねじれは、人格の多重化に結びつき、
か」と問いかけてみるとよい。彼らにとってネットゲームは現実以上の現実として認識されている

4　アスペルガー――「中心」の喪失

主人格と交代人格のあいだの差異が消失したといっても、それぞれはまだそのつどの中心として機能することができるものである。しかし中心と周縁の境界の消失は、必然的に中心そのものの瓦解にもつながる。そしてわれわれはその顕著な表現をアスペルガー現象のなかにみることができる。

今やアスペルガーは時代を象徴する心理現象の一つに数えられており、今後それは病名でさえなくなるかもしれない。事実、健康な人たちのあいだにもアスペルガー的な人は少なくないのである。そういうと奇妙に思われるとしたら、それはアスペルガー症候群が「発達障害」に数えられているからであろう。確かに発達障害が生来的すなわち遺伝的な病態をあらわすとすれば、時代状況によってその数がこれほど変化するのはおかしな話である。しかし正直な話、その本質がほとんどわかっていないというのに、発達障害かどうかといったジェネシス（発生論）を論じる方がもっと奇妙なことなのである（ちなみにＩＣＤでは、アスペルガーには発達障害以外のものが紛れ込んでいる可能性を明記している）。実際にアスペルガーと診断される人には幼児期からの行動異常がはっきりしない

ことも多いのである。

アスペルガー症候群は、もともと一九四四年にオーストリアの小児科医アスペルガーによって「極端な性格の偏り」(自閉的精神病質)として記載された[4]。その後、これが自閉症スペクトラムに入れられたのは、彼が報告した六人の一風かわった少年たちが、表面的にはカナーの自閉症と似ていたからである。しかし「似ているかどうか」という印象レベルのことをいうのであれば、彼らは(軽症の)統合失調症の人たちにも酷似している(しばしば診断的にも、(単純型)統合失調症との区別が困難である)。あるいは、ある種の人格障害(統合失調症質(シゾイド)人格障害、統合失調症型人格障害)とも区別することが困難である。そしてアスペルガーはしばしば今どきの青年とも重なってみえるのである。誤解を恐れずにいえば、その辺りにいるオタク系青年たちも、その気になればアスペルガー的にみえてくるというのが今日的状況なのである。

アスペルガー症候群はウィング(Wing, 1981)らによって、自閉症と同じグループ(自閉症スペクトラム)に加えられ、しばらくしてアメリカの診断クライテリアのなかに登場した(DSMIII-R, 1987)が、実際に臨床の場で認知されるようになったのは、ほんのここ一〇年ほどのことである。今では、学校でも「軽度発達障害」といった曖昧な概念が一人歩きし、司法鑑定にもアスペルガーという用語がしばしば登場するようになった。

これほど広く知られるようになったにもかかわらず、専門家でさえその症候論については明確には語れない。実際にアスペルガーを前にすると、だれもがその特有の「わからなさ」に腕組みしてしまう。逆に不可解な事例につきあたると「この人はアスペルガーではないのか」といった疑問がすぐに浮かぶようになった。どこか自分のスタイルにこだわる頑固さにもアスペルガー的という形容がピッタリくる。アスペルガーは、たとえば理系研究者や裁判官といった人種のなかにもけっこうな確率で見出されるものである。

アスペルガーの人たちは、世の中の「あたりまえ（自明性）」があたりまえとして感じられない。世の中の仕組みが違和感なく入ってこないのである。そういった疎外感、ないしは異邦人感覚が内省的なアスペルガーの人には必ずといっていいほどつきまとっている。感じることができないから、成り行き上、彼らはシミュレーション優位に状況に対処するようになる。すべてに疑問を抱いて、それをロジカルに解決しようとする態度は自然科学の研究者にはもってこいであり、抜群の記憶力をもつ一群（サバン症候群）は司法試験に最適といえるかもしれない。あるいは世の中の自明性について考えあぐねて、ヴィットゲンシュタインのように哲学的探究に入り込む人もいる（彼の生活態度は明らかにアスペルガー的である）。アスペルガーの人たちがペダンチック（学者風）と揶揄されるゆえんでもある。

アスペルガーの人たちは確かにどこか異質であるが、多くの場合はふつうに生活をおくっている。要するにアスペルガーというのは、深刻なひきこもりに陥っている例から、たとえば自然科学や技術領域において独特の創造性を発揮しているような人まで、それこそ広範囲なスペクトラムを形成しているのである。もちろんそれをウィングらにならってスペクトラムというからには、その全体に共通する特徴が明らかでなければならない。しかしアスペルガーは、それをどこから切り取るのかによって変幻自在にみえてしまうのである。

「私」がない

アスペルガーをめぐる従来の議論に満足できないのは、そのほとんどが実証主義的な枠から出ていないからである。そこでは自己と世界、あるいは「私」と「他者」の区別が成立していることを前提に論が組み立てられている。一般に流布している見解、たとえば「他者の心が読めない」(「心の理論」の欠如)、あるいは端的に「他者が他者として構成されていない」という点に自閉の本質をみる立場においても、定型的な発達過程というものがあまり考慮されていない。生後まもない乳児の視界に、まず初めにみえてくるのは、「私の身体」ではなく母親の姿である。つまり発達過程においては、「対象」として最初に構成されるのは「私」ではなく「他者」の方である。乳児は「他者」が構成されたのちに、それを足がかり(固定点)として「私」を少しずつ構成していく。

ところがアスペルガーにおいては、この「他者を介する自己の構成」が十分に展開してこない。コミュニケーションというのは私と他者が成立した後に成立するものであり、自己と他者という分節がないところに、コミュニケーション障害を論じるのは拙速である。ましてやそこに「私は他者の心をどう読むのか」といった問いを設定しても意味がない。彼らの内的世界を理解するには、世界や対人関係を前にして、パースペクティブの原点としての「私」が現れてこない状況を想像しなければならない。われわれの生きている世界、つまり自己と他者がすでに構成された世界をいったん括弧に入れないかぎり、彼らに近づくことなどできないのである。

以下にあげるのは、大学進学後、一人暮らしをするようになってから、対人関係に悩むようになったアスペルガー症例である。彼女の陳述は主語と述語がはっきりしないため、かなりわかりにくいが、そのままの形で提示しておく（〈　〉内は筆者）。

〈人の気持ちがわからなくて困る？〉人の気持ちをみているときには自分の気持ちがないから……。一人になると、どう感じていいのかわからない。一人の世界を持とうとしても……鏡をみたら、いるのがみえるけど、いるけどみえないような気がする。それでは困るから、それで、練習していた。〈何を？〉一人でいても、ボーっとしないように。〈ボーっとしたらどうなるの〉自分でも自分を見捨てるっていうか……。みんなといると、みんなが自分を見捨てないから自分がいる。でも自分の感情を感じることもない。そのまま一人になると、どこへ開いていけばいいのかわからない。どこにもない感じ。自分を開く訓練をしようとするけど……それがいまだにうまくいっていない。文章を書くという自分のための用事があって、それで楽しければやっていけるかなと思っていたけど難しかった。〈昔は自分一人でも自分があった？〉小学校の低学年までは、よくわからない。ずっと兄の後ろにいたから。中学からは……ない。駆け抜けてきたけど、なんかおかしい。〈フリーの時間、一人でいると困るってこと？〉そう、タイミングよく一人でいたり、人といたりがいい。一人でいると、見捨てられている感じで、私はない。人に使われていなくても、私は見捨てられてないという実感がほしい。〈人と一緒のときには自分がいない?〉それればかり上手になってこまる。そうやって感じたことが自分の収穫と感じるのはよくない。相手の収穫を手伝っているだけで、私ではないから……。

彼女の独特の言い回しにチューニングするには集中力が必要となる。一見とりとめのない会話にみえるが、こちらの合いの手が遅れると彼女は突然沈黙に陥ってしまう。しかしこの会話のなかにも「私」という人称をめぐる彼女の苦労を読み取ることはできるであろう。

彼女はここで「対象との距離の消失」について語っている。児童期までの彼女は勉強に没頭することによって、ほとんどの時間を過ごしてきたといい、他者との関係については考える暇もなかったという。上のような悩みは、大学進学によって親元を離れ、自ら新しい人間関係を築かなければならなくなったときから始まったという。すなわち不特定多数の人間関係のなかで生きていかなければならなくなってから、彼女の定点が定まらなくなったのである。「中心が欠落している」ということに気づいたのはそのときからであった。人と話していると、相手の側に意識が貼りついてしまって(相手と一体化してしまって)、自分がなくなってしまう(「相手の収穫を手伝っているだけ」の存在になる)。かといって、一人だけでいると、今度は自分の存在を見失ってしまう(自分が「自分を見捨て」てしまう)。タイミングよく、人と一緒にいたり、一人でいたりといったモードの切りかえが難しいといっているのである。

念のためにいっておくが、彼女は「人の心が読めない」ということを悩んでいるのではない。彼女が相手と一体化しているときには、相手の意図のなかに自分の意図は消失し、相手の視線をみると、自分の中心が相手の側に吸い寄せられている。パースペクティブの中心である「私」の場所がたえず揺らいでしまって、どこにも自分の居場所がなくなってしまうのである。かといって一人でいても、自分がいない感じがするというのである。

こうした揺らぎを回避するために、アスペルガーの人たちが通常用いるのは、相手の視線をみることを避けて、ものや観念といった「固定点」と一体化することである。彼らがしばしば頑固なこだわり（自我親和的強迫）に陥るのも、たえまなく自分の位置が動揺するのを避けるための戦略なのである。

「今・ここ」がない

われわれにとって、いつも自分が「今・ここ」、すなわち体験の中心点にいるということは「自明なこと」であり、とりたててそのことが意識にのぼることもない（そんなことを主題にするのは哲学者くらいなものである）。ところがアスペルガーの人たちには、そういった問いが身近なこととして日々突き刺さってくるのである。

以下にもう一つの症例として、三〇代の女性との面接場面をあげておく。やはりわかりにくいかもしれないが、彼女の日常がパースペクティブのズレとの戦いであることが多少なりとも伝わってくるであろう。

……時間って感覚がなくなる。今いるところじゃないところにいってしまう。最近、ある人に腹が立つことがあって……ひどいなって、脳内で相手に怒っている図があって……そちらの世界に入って返ってこれなくなって、そのことばかりになっちゃって、電車を乗り間違えて……戻ってこれなくなって……そっちの世界にいっちゃうんです。〈頭のなかにどんなことが浮かんでくる？〉リアルにその人が出てきて言っちゃうんです、「何でそんなことするのよ」って。脳内でそうなっている。そうなると私、その世界でしかいなくなる。電車に乗っているけど乗ってない。そういうのは子供のときからあった。すごい、いっぱい。〈不思議なことだね〉ええ？　不思議なんですか。でも子供の頃からしょっちゅうだったんで……怒りがひどいと……それがおきてくるので困っちゃう。そのことばかりに脳がいっちゃうんで。現実の世界のことができなくなる。わかってないんで……妄想ですかね、これって。〈空想じゃないの？〉でも相手の人も答えているんです。そこには空気とか、空間がある。そこにいっているんです。学生時代なんか、体育のとき友達に肩をトントンとやられてハッと気づくことがしょっちゅうだった。すごいびっくりして気づくんです。

〈向こうにも世界がある？〉時間も空間もある。時間が続いていることも、同じ場面だったりすることも。止めようと思っても止められない。すぐそっちにもっていかれて……〈向こうの世界は実際にある感じ？〉実在しているんです。背景はみえるけど現実のどこかっていうことじゃない。〈身体もある?〉私もいる。〈ワープしているとしか思えない?〉今ここにいるのと同じようにある。〈場所は見覚えあるところ?〉はっきりわからない。そっちの世界で話が進んでいくけど……〈パラレルワールドのように?〉そんな感じです。〈現実ってどういうことだと思う?〉触れること?〈向こうの世界は?〉触れます。ええ?　それってふつう、そうじゃないんですか。〈やっぱり、空想じゃない?〉なんか、いきなり入りこんじゃう。怒っているし、殴っているし……〈記憶は連続している?〉覚えてはいるけど……精密ではない。〈別人のよう?〉ではない。同じ題材で起こっている。それが昔のことでも起こってしまう。なんかのハズミでポーンとそっちにいってしまう。とくに一人になったときですね。風が吹くとバーっと町並がかわる。〈二重になることは?〉ないです。片方だけです。〈もう一人の自分を感じることは?〉そのときは自分になっている。それは現実の私にやってくるから……〈あなたが変わる感じはない?〉世界の方がかわる。気づいたら横断歩道に急に立っていたりする。「え?　何?　ここはどこ?」って状態。漫画とかであるじゃないですか。すごい危ないです。電車にのっていてもわからなくなるから。ドアのとこでいきなり立ち止まっていたんです。自分がお留守になってて別のところにいっている。突然に気づかされるから、自分の意思では変えられない。

〈このことをこれまでだれかに話したことある?〉え、ないです。皆やっていることだと思っているんで。〈平凡な毎日にはならないね〉私、平凡が好きです。〈平凡で退屈に思うことはない?〉ええ?　退屈とか思ったことは一度もないです。同じ生活なんかこないじゃないですか。毎日毎日、一から始めないといけない。平凡にずっとあこがれている。

彼女の生きている世界もまた独特である。彼女は空想を「思い浮かべる」のではなく、「空想のなかに入り込んでしまう」のである。そのとき空想は現実化して、現実の方が見えなくなる。空想も現実と区別できない材質で出来ており、従って彼女のなかでは空想としては認識されていない。

われわれも空想に耽るときに「空想に入り込む」という。ただその場合には、われわれは「今・ここ」という現実の足場にいつでもワープすることができる。あるいは「過去を想起する」という場合には、「今・ここ」という地点に立って、過去をふり返っている（つもりになっている）。ところが、彼女は「過去を思い出す」のではなく、そのつど過去にタイムスリップしていくのである。過去にのめりこんで、体験は中心点を見失ってしまう。空想や過去は表象として浮かぶのではなく、ほとんど知覚に近い様相で彼女には体験されている。

「時間」がつながらない

要するに、彼らは、「今・ここ・私」という中心位置が定まらないことを悩んでいるのである。彼らには自分の歴史（生活史）、あるいはアイデンティティーの一貫性が欠けている。アイデンティティーとは、「私」がいつでも「同じもの」として再現されることであったことを思い出しておこう。「昨日の私」と「今日の私」が同じであるように、一〇年前の私も、それどころか生まれてこのかた、私は連綿した時間を重ねており、一つの歴史的全体を構成している（と信じられている）。ところがアスペルガーの人たちには、「たった今」過ぎ去った自分と「今現在」の自分が「同じ自分」として連続しているという感覚が持てないのである。

蛇足であるが、私が「たった一つの連続体である」という信憑には、生物学的にも心理学的にも確たる根拠があるわけではない。私の身体は脳の神経細胞のDNAに至るまでその材料を日々更新させており、物質的組成としては数年ごとにすっかり入れかわっている。まさに「行く川の流れはたえずして、しかももとの水にあらず」である。しかし仮にマリーアントワネットの愛用したダイヤモンドの炭素原子が、知らぬ間にすっかり更新されているとしたら問題であろう。それは少なくともマリーアントワネットの指に触れたダイヤとは別もの（つまるところ贋物）になってしまう。ところがそれとは異なり、少なくとも生命の同一性は「材質としての同一性」には依っていないのである。仮に「パターンとしての同一性」をもつクローンが存在したとしても、それは「私」ではない。要するに、われわれが時間的同一性を保っていることの根拠をいうことはできないのである。

もう少し言うならば、二〇年ぶりに同窓会で会った彼は、以前の彼とは物質的にはすっかり更新されているにもかかわらず、彼は「同一の相」のもとに、まぎれもない彼としてあらわれる。物質としての同一性は辿れないが、そこには物語としての同一性を手繰りよせることができる。私は彼のアイデンティティーの根拠を歴史的連続性ということのうちに見るのである。それはただ横軸に引いた直線のように、過ぎ去っていく時間ではない。過去を現在へと含みこんで進み、沈澱していく時間である。われわれはそういった時間系列を自明なものとして生きており、ことさらにそれを意識することはないのであるが、アスペルガーにおいては、そのことが欠如態として大きくクローズアップされるのである。

再び先述した三〇代女性の症例の面接場面に戻ってみる。

今はいいけど、明日の約束ができない。ずっと寝ないで起きていられたらいいと思う。〈一度寝ると、途切れてしまうってこと?〉明日がくるというのがどうしてもわからない。わからないというよりも怖い。なんか、とてつもなくわからないという感じ。明日は今日と同じではないでしょ、絶対に。〈同じじゃないの?〉絶対にちがう。〈変化はしているけど同じじゃない?〉どっちかにしてほしい。今日か明日か。〈じゃあ私は、こないだ会った私とは違って見える?〉今日はぜんぜん調子がよくない。先生はこの前、黒っぽいシャツをきていたし……。

もう、数十回も診察を重ねているというのに、ときとして主治医である私でさえ、彼女には「同一の相」のもとにあらわれなくなるというのである。彼女は人を認知する際に、「全体」として把握するわけではなく、メガネの形や声など、部分情報の寄せ集めからボトムアップ式に組み上げているのである。「昨日の私」と「今日の私」が「同一の私」としては体験されないというのも彼女にとっては同じことである。それぞれのジグソーパズルのパーツが一人の私に向かって統合されていかないのである。

彼女の目には、毎日が目くるめくように変転し、どこにも留まるところがないようにみえている。

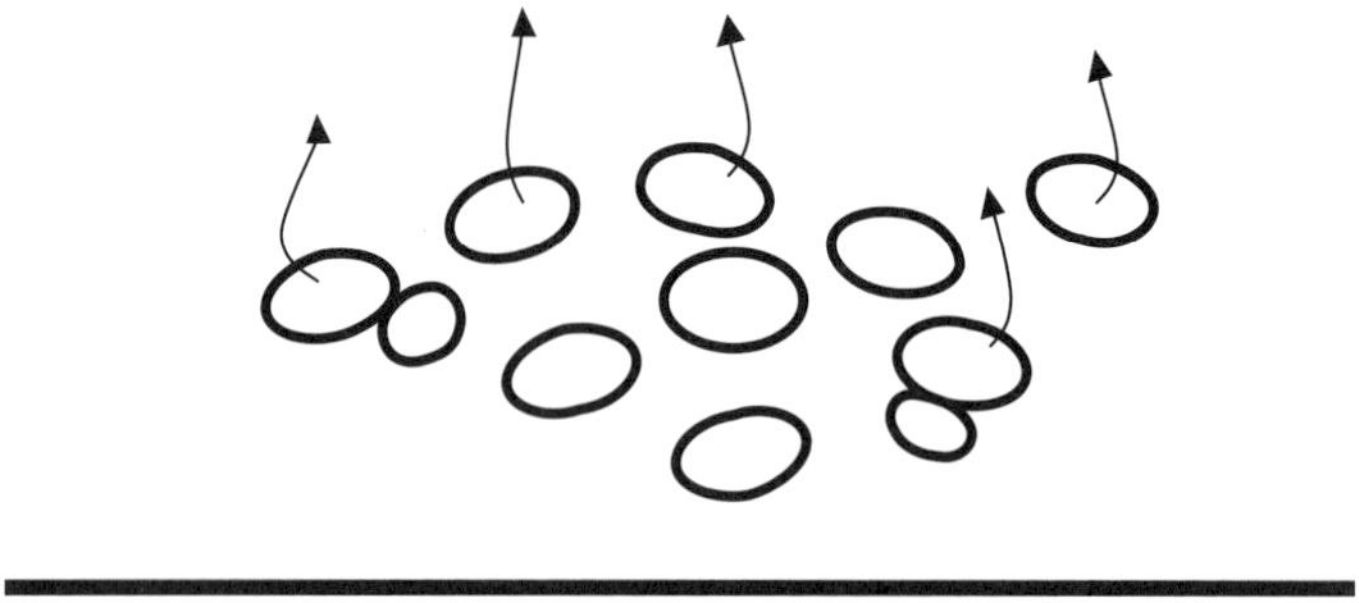

図7－5　アスペルガーの時間展望

アスペルガーにおいては物語的同一性が成立しないため，時間的遠近もないままに過去のエピソードはバラバラに湧出する。つまり，昨日のことも遠い過去も，同じ強度で乱立することになる。

ときに母親でさえも「別の人」にみえることがあるという。そもそも彼女が人の同一性を「全体として」判断しているわけではない以上、部分の変化によって、全体が一挙に変化してみえることもありうるのである。

時間が蓄積していかない様子をあらわすと図7－5のようになる。一つ一つのエピソード記憶はバラバラに置かれ、それぞれが時間の糸によって紡がれないままになっており、体験はそのつど現れては消える泡沫のような様相を呈する。たとえば昨日の記憶も遠い過去の記憶も、ほとんど区別なくどこからでも湧出してくるのである。

私が私として、あるいは彼が彼として成立するには、エピソード記憶が時間的に同一の相のもとに収束していかなければならない。したがって時間の不成立というのは、自己と他者の区別さえ成立していないことを意味している。アスペルガーにおいては、時間は細切れのように途切れてしまうか、あるいは、そもそも流れないのである。

彼らは外界のどこかに自分の固定点を探す以外ない。しかし「中心としての秩序」が失われた今、あるいは世の中に固定点というものがなくなった今、それは以前ほど簡単にはいかないようである。

5　現実感喪失——希薄化したリアリティー

今体験していることにリアルな感じが伴わない。あるいは何となくベール越しに現実をみているようで実感がもてない。そういった体験には離人症ないしは現実感喪失といった用語があてられてきた。(5)今の青年たちにはこの種の体験が拡がっており、米国では若年成人の実に三〇％から七〇％もが現実感喪失を経験するといわれている。

もっともこういった話にはどこかうさん臭さがつきまとう。第一に、そもそも現実感というのが何を意味しているのかがはっきりしない。現実感は、痛みや不安、寂しさといった要素的感情あるいは感覚としては、つまりだれもが感情移入しうる体験としては日常会話のなかに登場してこない。たとえば「今日の気分は？」ときかれて「ちょっと実感がないようです」とは言わないし、「あなたにはどれほどの現実感があるのか」とあらためて問われてもはっきりと答えられる人もいないであろう。現実感というのは、日常的な感情や感覚の背後、あるいは根底にある何かであり、それを測るような尺度をわれわれは持ちあわせていないのである。自分自身の過去を振り返ってみても、確かに子供の頃にはもっとリアルな感動があったと思うが、一方でその頃はファンタジー優位で現実感が薄かったのかもしれない。いったいどのような感覚を現実感というのかは、体験に近すぎてかえってみえないのである。幼い頃から希薄な現実感のなかで育った子供はそのことに気づくことはないし、徐々に現実感が失われていく場合にも、それを認識することは難しいであろう。現実感は、突然それを失ってみて初めてそこにあったと気づくような、いわば空気のようなものである。しっかりした用語の定義のないところでは、どんな議論もあいまいになってしまう。それに、「リアルな感じ」が話題にのぼることが多いわりには、意外と青年たちはそのことにそれほど頓着していないようにみえる。

補助線として、ここでは「夢体験」を取りあげておこう。離人症や現実感喪失においてはしばしば夢体験との相似が語られるし、実際に患者はしばしば現実感喪失を「夢のなかにいるみたい」と表現する。それではわれわれが夢を夢として体験するには、どのような条件が必要なのであろうか。ジェームズ・Wによると、現にかかわっている瞬間においては、たとえ夢であろうとも、われわれにとってやはりそれが「生々しい現実」であることに変わりはない。当然のことともいえるが、夢が現実感を失うのはわれわれが覚醒体験のなかに身を置きなおした後のことである。すなわち夢が夢としての性質をおびるのは、夢体験そのものの性質によるのではなく、あくまで覚醒体験との関係によるということである。目覚めることによって、私は夢の「生々しさ」から隔たった場所へと移動し、たった今まで夢をみていた私を対象化する。夢体験への没入から夢が対象として立ち現れるのは、この移行の瞬間である。そして私は覚醒した後には夢の「生々しさ」に触れることができない。私が夢を「非現実」ないしは「忘却されるべきもの」（存在しないもの）として体験するのは、単純に覚醒モードから夢モードへの回路が閉ざされてしまうためなのである。

逆に、もし仮に夢内容が、覚醒した意識にとっても矛盾しないもの、あるいは意味あるものとして捉えられるならば、それは覚醒後の意識にも影響を及ぼすことが多くなる。ジェームズによると、夢が日中の意識につきまとってあらわれる場合（すなわち夢モードへの回路が部分的に接続可能な場合）、「私」にとってそれは「下位世界」としてある種の現実感を持つという。その場合、たとえば未来を予告しているといった具合に、夢が覚醒体験と何らかの関連のなかで捉えられれば、それだけそこには現実感が付与されるという。つまり夢が非現実として認知されるのは、それが覚醒体験と無矛盾の関係を結べないことによるのであり、逆にわれわれが何らかの状況と矛盾なくかかわっているときには、そこに例外なく現実感が付与される。

以上のことがらは何も夢体験にかぎることではない。われわれにとって、実は覚醒体験も決して一枚岩的ではないのである。ジェームズ、ないしはシュッツ(6)がいうように、われわれの周囲にはおそらく無数の体験モードが存在し、それらは各々、他とは区別しうる一定の存在秩序を保っている。ジェームズのいう下位宇宙（あるいはシュッツのいう限定的意味領域）とは、そうした相互に独立したさまざまな体験モードの呼称であり、世界はそのような多くの下位宇宙の総体として捉えられる。ジェームズによると、夢も一つの体験モードに数えられるが、これは覚醒意識にとっては隔絶したところにあるがゆえに、夢（非現実）としての性質を持つにすぎないというわけである。

ふつう、われわれはたった一つの世界（シュッツのいう「至高の現実」）を生きているという先入観のなかにある。常識に従えば、まず「至高の現実」とは、そのなかでわれわれが知覚し行動することができるという物質的基盤のうえに成り立っており、それはだれにとっても共通のものとして存在している。われわれはそこに身体をもって参画しうるし、だれもがそれに同じ関心を向けることができる。客観的であるがゆえに、われわれはそれを他者と共有しうるのである。あるいは、世界が客観的、物質的基盤の上に立っているがゆえに、それは共同的あるいは相互主観的であるとみなされてきた。われわれがコミュニケーションを交わすことができるのも、「共通の現実」の上に立っているからである。これに対して、身体をもって参加できない、そして相互主観的でもない場所が「仮想領域」とされてきた。それはファジーで移ろいやすい、閉じられた観念（イメージ）だけの領域である。要するに社会化されない、あるいは端的にいえば、「腹の足しにならない」領域が「仮想」（ファンタジー）とされてきたのである。

人が「至高の現実」を中心に複数の体験モードを矛盾なく行き来していた頃には、リアルとファンタジーの区別は自明なことであり、とくに意識にのぼることもなかった。ところが現代人の生きている世界は、サイバースペースという新手の体験モードによって攪乱されている。すでに述べたように、それによってリアル（現実）とファンタジー（仮想現実）の二項対置は今ではもはや通用しないものになってしまった。インターネットゲームに興じる学生は、ただ単に「仮想世界」に没入しているわけではない。画面の向こう側には現実の他者がいる。彼は相互主観的に展開するストーリーにコミットしているのであり、向こう側にはオンタイムで応じてくる生身の人間がいる。そこには匿名性があるかもしれないが、かえって匿名であるからこそ、通常は包み隠されているようなリアルな感情が吐露されることもある。電子メディアに媒介されたものであっても、それは双方向に開かれており、そこには感情が行き交っている。

リアルとファンタジーは従来にない形で交叉しているのであり、その世界をリアルではないということはできない。ネットゲームに没入していると「本物の現実」から遠ざかってしまう、あるいはファンタジーに没入するあまり、「日常の現実」がおろそかになるといった通俗解釈はもう通用しないのである。青年たちにとってはネットゲームの世界もまたリアルな小宇宙なのであって、彼らは「夢」や「虚構」に「現《うつつ》」を抜かしているのではない。サイバー環境はすでに単なる媒介手段、あるいは「中心」にとっての「周辺」に位置づけられるようなものではない。かつては金の代替にすぎなかった紙幣が流通価値そのものへと変貌していったように、リアルな世界の媒介物に過ぎなかったサイバースペースは、いつのまにか現実世界の中心へと躍り出ようとしているのである。

これまで「仮想」と思われていたものが、いきなり「本物」にみえてくる。そうなると、逆に「本物の現実」などあったのだろうか、こういってよければ、それもまた「仮想」ではなかったのかと疑いたくなるような形で世界が変貌してくるのである。「ふつう」と「狂気」という区別もまた成立しなくなってきた。「狂気」とは自明な世界からの転落を意味していたのであって、世界全体が自明性を失えば、どこに向かって転落するのかさえみえなくなる。

「自明な世界」、すなわちわれわれにとっての日常とは何であったのかを改めて考えざるをえなくなっている。シュッツが「至高の現実」と呼んでいたのは、確かにほんの二〇年前まで、一枚岩のように堅牢にみえた日常世界のことであり、それは疑いなく「本物」の位置を占めていた。ところが、今では、そもそも「本物の現実」というのが何を意味していたのかがわからなくなっている。「空想」や「仮想」でないものが「本物」だといわれても、それでは仮想と本物のあいだの区別はいったいどこにあったというのだろうか。

先ほどの「相互主観性は世界の物質的基盤の上にある」というテーゼはここでは簡単に乗り越えられてしまう。サイバースペースは「現実世界」にとっての付属物などではない。それ自体ですでに独自の「現実世界」を構成しているのである。それまで仮想領域にあったものが「本物の現実」の様相を呈するようになってきたというわけである。喫茶店や電車のなかで、あるいは歩行中までも携帯を手放せない若者の多くは、生活や仕事のために必要な伝達行為を行っているわけではない。相互主観的に展開されるサイバー空間は異様に肥大し、同時に、それ自体が目的化しつつある。そしてメディアによって多元化した世界にはいつでもどこからでもアクセス可能であり、それゆえわれわれの皮膚に近接したところにある。現実感というのが、世界に向けられる注意の強度、今現在という進行形において世界に没入している程度と相関するのであれば、こうした状況のなかで生産される「仮想世界」とは、すでにまったく「現実」と変わらない重みを持つのである。リアルとファンタジーが、中心と周縁という関係にあった時代はすでに過ぎ去っている。

夢体験がそうであったように、現実感喪失とは、目の前にある体験モードへのアクセスが、そこにあることがわかっているにもかかわらず不可能になっている状況を意味していた。それは「安定したモード」との関係のなかで語られてきたものであり、現実感喪失が記述されるためには「至高の現実」が、まず確固として存在していなければならなかったのである。ところが、今やいくつもの中心が出現しており、ギアが絶え間なく切りかえられていく。その途中で、モード間の移行がスムースに進まないことがあったにしても、それは持続する現実感喪失としては体験されない（ギアは次々と切りかわるだけである）。そこでの本当の問題は、現実感喪失ということよりも現実世界そのものがどのように変容しているのかということである。リアルな感じの有無というよりも、リアルであるということの意味がわからなくなっていることが問題なのである。

しかし、見方をかえると、「絶え間なくギアが切りかえられる」ということ自体のなかに、つまり安定したモードとの関係を結べないということのうちに、現代人特有の現実感のなさがあるといえなくもない。絶え間なく変転するモードのあいだを人は行き来しなければならない。ある一つのモードに没入していると、スピードを失ってぎこちなくなってしまう。軽やかに跳躍し続けるには、どのモードにも深くコミットしないようにしなければならないのである。

あるいは、次のようにいう人がいるであろう。そう楽しくもないこの世の中、リアルな感覚などない方が、現実生活の苦痛もトーンダウンして好都合かもしれない。現実感などなくても生活していくことができるなら、それを失って何がいけないのであろうか。あるいは嫌な思い出から逃れるために薬物やアルコールに走るかわりに、頭を「夢見モード」に切り替えられることができるならば、こんなに安上がりなことはないではないか。実際に、しばしば現実感喪失は、死に直面するような緊急時（たとえば交通事故や山での遭難の際）に主体を保護するために働くことが知られているが、時代そのものがそういった状況に陥っているとしたらそれも仕方ないというわけである。

注

（1）ブルック『思春期やせ症の謎――ゴールデンケージ』（岡部祥平ほか訳、星和書店、一九七九年）。

（2）ビンスワンガー『精神分裂病』（新海安彦ほか訳、みすず書房、一九八二年）。ここで取りあげられている症例エレン・ウェストはアノレキシア・ネルボーザの重症例である。

（3）大饗広之、浅野久木（二〇〇七）「解離とImaginary Companion ――成人例について」（精神科治療学、二二巻、二七五‐二八〇頁）を参照。

（4）フリス『自閉症とアスペルガー症候群』（冨田真紀訳、東京書籍、一九九六年）を参照。アスペルガー自身は最後までこれが小児にあらわれる人格障害（精神病質）であるという立場を崩さなかった。

（5）大饗広之、阿比留烈、土門祐二（二〇〇一）「二つの離人症――記述現象学的立場からの再考」（精神神経誌、一〇三巻、四一一‐四二五頁）を参照。

（6）シュッツ『アルフレッド・シュッツ著作集　第二巻』（渡部光訳、マルジュ社、一九八五年）を参照。

第八章　自明性なき時代

これまでに取りあげてきた諸現象は、疾患としてはそれぞれ独立しているようにみえても、相互の境界はそれほど判然としないし、臨床上も鑑別に迷うような症例にいきあうことが多くなっている。むしろ、これらを連続したスペクトラムのなかに並べてみることによって、そこに貫かれている底流の今日的意味がはっきりしてくるのである。

1　「中心の喪失」から「世界の多元化」へ

「中心としての秩序」が危機に瀕し、それによって世界や自己の多元化が引き起こされる過程を辿るのはそう難しいことではない。すでに述べたように、もともとだれにとっても現実世界というのは一枚岩的には構成されていないのである。われわれはいろんな顔をもっており、本来心は多元的である。職場でみせる顔は、家庭や友人にみせる顔とは異なるし、そのつどの現実あるいは関連系に応じて主体のモードも変化している。それにもかかわらず、われわれが一つの人格、同一のアイデンティティーを維持してきたのは、これまでは「中心としての秩序」が収斂点として働いていたからにすぎない。スペクトラムにそって種々の現実（下位世界）は中心から周縁へ、日常から非日常へと順序よく並べられていた。われわれが嬉々として現実から非現実へと跳躍することができたのも、いつでも中心へとワープできるという保証があったからである。これまでは中心に戻る回路が盤石であったために人格は多重化を免れていただけである。夢が現実と矛盾していればいるほど覚醒後にすぐに忘れられるように、「中心としての秩序」と相容れないようなモードはその下部に抑圧され背景化していたのである。ところが、今では夢なのか現実なのかがわからないような、つまりどちらが中心なのかわからないような、まるで村上春樹のようなパラレルワールドが現実のものとして生起しつつある。「中心」の弱体化によって、抑圧されていた周縁の関連系が自己主張を始めている。今まで覆われていた多元性があらわになってきたのである。

図8−1に示すように、「中心」に位置づけられていた「至高の現実」の地位が奪われて、それも複数のモードのなかの一つに過ぎなくなった。「中心」の喪失とは、いってみれば母船が失われて多数の小舟の上を行き来しなければならない状況のようなものである。本物の多重人格ほどではないにしても、われわれは穏やかとはいえない海の上で、ひょいひょいと複数の現実の上を渡り歩

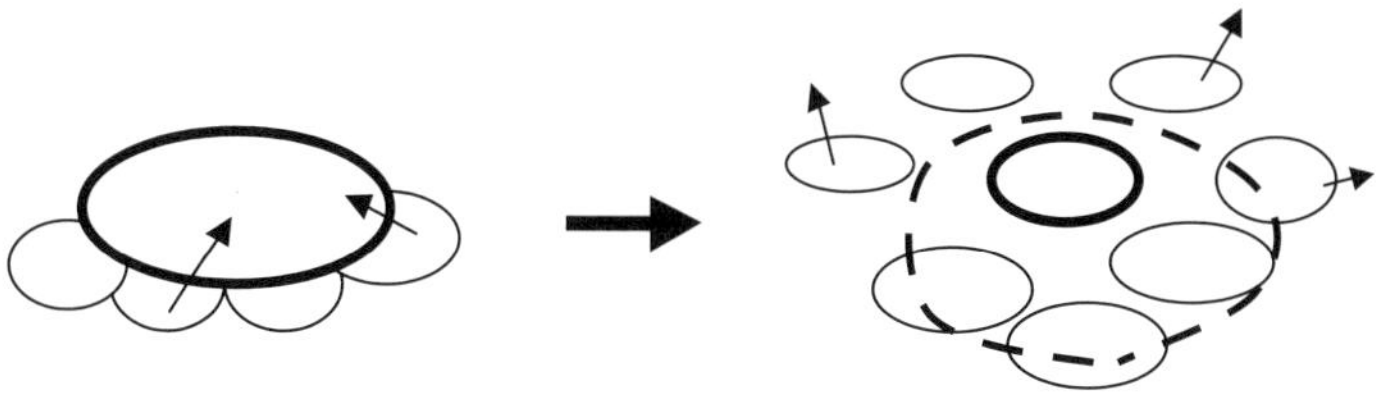

図8－1　中心の喪失

いていかなければならない。ところが軽業師のように身軽にはいかないのである。ときにはタイミングを失って小舟から転落寸前になり、ときには母船を見失った小船はあらぬ方向へと逸れていってしまう。われわれは「中心としての秩序」のなかに安住していることができなくなり、つねに中腰で、状況の変化に身構えなければならなくなったのである。

2 「物語の解体」から「自己の多元化」へ

それでは「中心」ではいったい何が起こっているのであろうか。ここでは世界にしても自己にしても、人間にとっての体験が時間的に構成されたものであり、歴史的展開をもっていたことを思い出しておこう。様々なエピソード記憶が時間的に統合されて物語的同一性が形作られる。アイデンティティーとは過去の自分と、現在ないしは未来の自分が同一の相のもとにあらわれることであり、そのような反復が可能な場所、すなわち「身体」がパースペクティブの定点（自我中心）になって、体験には方向性が与えられる。日常世界の自明性も、昨日のように今日が始まり、今日のように未来が展開するという一貫性によって保証されるはずであった。

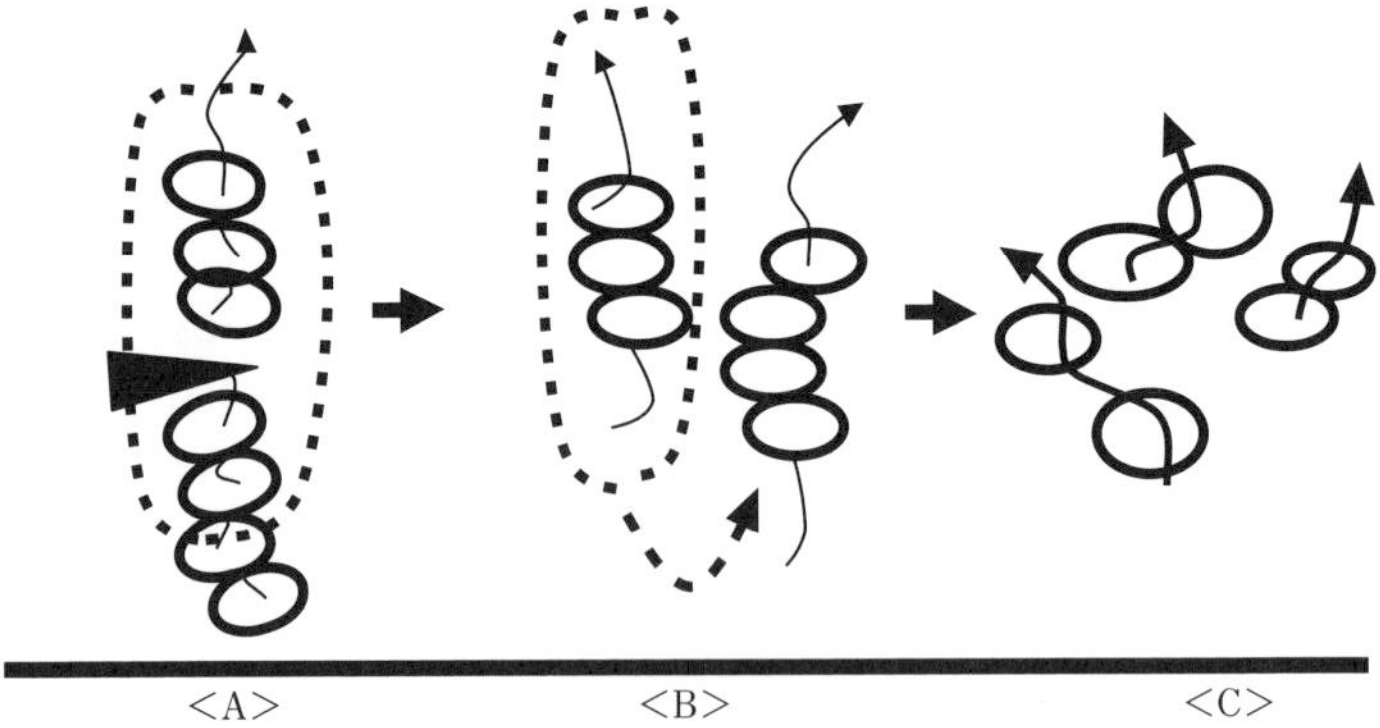

図8－2　物語的同一性の解体

個人の歴史性、すなわち個々のエピソードの集積は、そこに通される一本の糸（統合する働き）によって「私」という全体性に向かって収斂しているのである。そういった物語的同一性、あるいはアイデンティティーが危うくなっているというのがここでの問題であった。

歴史的時間が成立しなくなっていく過程は、図8－2に示したような一連の移行過程として描くことができる。それぞれの段階を解説すると以下のようになる。

まず、エピソードの連続体のどこかに楔（外傷記憶）が打ち込まれ、物語は「屈曲」を宿すことになる（図中〈A〉）。それでも物語的同一性の枠組みが十分に機能しているあいだは、「屈曲した過去」はスタティックな垂直構造の下部に抑圧され、その全体は自己所属性（図の点線内）の枠外にはみだすことはない（フロイトのシェーマ）。しかしやがて同一性の枠がゆるみ、否認された過去が統合を外れて自己主張をはじめるのである。それまで隠されていた「屈曲」があらわになり、切り離された過去がいつ回帰するかもしれないという不安に駆りたてられる。過去を遠ざけるためには、先へ先へと走り続けなければならなくなるのである（アノレキシア的疾駆）。

アノレキシア的に先走ることが有効なのは、世の中が不断に成長しているあいだのことであった。成長が永遠には続かないことに気づいたときから、別のメカニズムが作動しはじめるのである。否認されていた過去が漂流しはじめ、水平方向へとスライドして、独立した系列を形成するようになる（図中〈B〉）。主体が分断され、解離された過去は「私」以外のだれか（多くはイマジナリーコンパニオンの形態をとる）に託されるようになる。「中心」そのものが多重化していくわけである（物語の多重化）。

そうこうしているうちに、物語はさらに断片化し、どこが「中心」だったのかさえわからなくなってしまう（図中〈C〉）。いつしか時間軸にそった統合体、すなわちアイデンティティーという形態そのものが失われていくのである。主体のなかにも様々なモードが乱立し、主体そのものが行方不明になってしまう（物語の断片化）。このときには、もう過去、現在、未来という時間的階層も失われている。

〈B〉の段階では、人格部分の統合の度合いや健忘障壁の程度によって一過的には多重人格という形態をとることも可能である。しかしそういった診断がくだされるためには、あるいは健忘が云々されるためには、それがだれにとっての健忘なのか、少なくとも主人格と交代人格の区別が明確でなければならない。なぜなら、健忘とは主人格に何かが隠されることを意味するからである。

主体そのものの構成が危うい状況では、そのような区別も雲散してしまう。

こうやって並べてみると、前述した諸疾患の各々が一連のものとしてつながってみえてくるであろう。たとえばPTSDにおけるトラウマとは、物語的時間の枠（図の点線内）の外部へと排除されたエピソードのことであり、フラッシュバック（侵入的想起）とはそれが主体へと回帰してくる形式をさしていた。イマジナリーコンパニオンとは中心を失った人格モードの乱立を意味していた。あるいはアスペルガーにおいては、そもそも主体の一貫性、すなわち過去－現在－未来という階層が成立せず、エピソードがランダムに乱立してしまうことが問題になっていた。また現実感とは主体が現実の関連系（モード）にどれほどコミットしているかという指標であった。主体の中心がどこにあるのかがみえなくなると、結局われわれはどのモードにもしっかりと足場を据えることができなくなってしまう。モードとの絆は全体的にルーズになって、「ふつうがわからない」「自分が自分でないみたい」「生きているという実感がない」といった困惑が現実感喪失として体験されることもある。このシェーマから読みとれるのは、そのような疾患や状態像の形式のいずれもが同じ源泉、つまり物語的同一性の解体というスペクトラムの上に並べられるということであった。

このような諸現象は、今日だれもがおかれている「生きづらさ」とも重なっており、もはや臨床例と世間一般に生じていることを分けることはできないのである。現代人はイマジナリーコンパニオンのような一見不可思議にみえる現象への親和性を明らかに増大させており、周辺へとスライドしたモードはほんの些細なきっかけで、あるいは何のきっかけもないままにトラウマの形式で回帰する。些細なことでもトラウマとして体験されるようになっているのである。同時にそのことは現代人の全体がアスペルガー的な傾向を徐々に強めていることを意味している。諸体験が中心に向かって統合しなくなり、モード間の移行は唐突に、しかもランダムに生じるようになっている。

まだまだ疑問は残されている。心の多元化は「中心」の喪失によって引き起こされ、「中心」の喪失とは物語的同一性の瓦解をそのまま意味していた。さて、それでは個々のエピソードを統合していく物語の生成、つまりビーズ玉を貫く糸はどのようにして紡がれるのであろうか。正直にいって、そこから先へと歩を進めようとするならば、あらためて藪のなかに入っていく覚悟を固めなければならない。実をいうと、むしろより本質的な問いは、これまで自己＝物語がどのようにして、多元化（分裂）を免れて生成していたのかということの方である。

物語の生成という場合、すでにそこには「外部」が抜きさしならない形で絡んでくる。ところが、われわれはまだ「外部」に踏み出していくアイテムを備えていない。換言すれば、物語の「内部」にいることによって、あるパースペクティブを取ることが可能となり、それによって世界は解釈可能なものとしてあらわれる。物語的同一性が成立しない状況では、意味も相対化し何が正しいのかという判断基準も失われてしまうのである。

3 「正しさ」への懐疑

人には見ようとするものしか見えない。どこかに普遍的な正しさなどというものがあると思ってはならないのである。国によって、時代によって、あるいは個人の置かれた状況によって、各々異なる物語があり、それぞれに異なる自明性がある。思い返せば、かつてはこの国にも教育勅語という正しさの聖典があって、国家が正義とは何かを教えて（強要して）いた。しかしそれも敗戦後、占領統治下の思想統制のなかであっけなく覆され、それ以来、われわれは拠って立つべき固有の物語を失ったままになっている。それでも六〇年代までは、まだ戦前に児童期をすごした大人が幅をきかせていて、子供は大人が正しいと信じることができた（その頃の教師は確かに毅然としていた）のであるが、今では彼らもすっかり背景に退いている。そして固有の（内発的な）物語を失ったわれわれは、思想信条の代わりに成長神話、あるいは経済指標に支えを求めるしかなくなったのである。しかし自らの理想が失われているかぎり、どう頑張ってみたところで自己評価が高められるはずもない。そして最近になってようやく、外から強いられた理想も頼るに値しなかったことに気づきはじめたわけである。

こうやって振り返ってみると、多少の窮屈さはあっても堅い秩序の内にいる方がよかったと思う人がいるかもしれない。秩序がスタティック（静的）であればあるほど、人々の感じる正しさも確実（頑迷）になる。その対称として「外部」は「得体のしれないもの」になり、「外部」に攻撃性を向けることで「内部」はますます凝縮していく。そうやって均質な「内部」を維持することは近代国家にとっての欠くことのできない要請であった。

今ではそういった「中心としての秩序」あるいは「大きな物語」にわれわれは守られてはいないし、ましてや大人が正しいと簡単に騙されてくれる子供もいなくなった。戦争を知らない親に育てられた人たちはどこか自己愛的で、しかも自分たちの行為の正しさを実感できないでいる。いくらマニュアル通りに行動していても、どこかに不安を感じずにはいられない。かといって、どこを探しても、もうかつてのように頼りになる教師などいない。教えようにも何が正しいかがわからなくなっているのは教師にしても同じである。昔ならば、わからなければ「サルトルにきけ」とか「マルクスを読め」とかいったものであるし、小林秀雄なら何か気の利いたことを言ってくれそうだった。「拠って立つべき理念」などは、探さなくても手をのばせばどこにでも転がっていたのである。それが今では教師だけではなく、思想家であれ、政治家であれ、とにかく権威という権威がすっかり失われている。正しさについて書いてある教科書などどこにもないし、教えることの意味さえ失われている。

第九章　科学主義という幻想

いくら理念的支えが失われたといっても、そこには一つだけ「正しさ」を主張しうる領域が残されていると考える人が少なくないのではあるまいか。すなわち科学である。ポストモダンの思想家たちが難解なパズルゲームに明け暮れているうちにも、科学者たちは着実にヒトゲノム計画などを成し遂げてきたのであり、なるほど彼らは今日ますます意気盛んである。そして画像技術や神経伝達物質、あるいは精神遺伝学の研究を駆使して、心的領域にまで科学的パラダイムを推し進めようとしている。

つまるところ彼らの言い分は次のようなものである。思想信条などといったところで、とどのつまりは脳内の現象にすぎないのであって、そこに自由意思などがあると思ってはならない。すべてはゲノムによってあらかじめコードされていて、脳内のドーパミンやセロトニンによって決定されている。心は多元化しているのかもしれないが、その謎も脳科学さえ発達すればいずれは解消していくに違いない。

しかし実は、彼らが思い浮かべている心とは、要素的に分解された各々の認知機能を越えるものではなく、そこでは情報処理理論などをモデルにして要素と要素のあいだの関係が論じられるにすぎない。彼らはそこからボトムアップしていけば心という全体に辿りつくと信じているのであるが、これまで総合ないしは統合の問題が科学的に論じられたことはなかったし、これからもまずありえないのである。科学的思考が対象の均質化を要請するかぎり、それは人称をもった物語的同一性としての心＝私とは原理的に相容れないからである。実証科学というのはいつでも一定の公準から出発するが、心の問題はもともとそういった出発点の手前におかれているのである。

心というものがカテゴリー的対象、すなわち、いつ、どこで、だれがみても同じ対象としては措定できないということは、それが歴史的同一性であり、非対称性をもつことを本質としていることを考えればわかるはずである。私という観察者の視点から、私、あなた、あるいは彼といった人称の異なるサンプルを公平に扱うことなどできないし、もっといえば、そもそも私には他者の心が存在していることさえ証明できない（それも検証以前の要請である）。さらに困ったことに、心的体験の情報提供者である当人にさえ、彼自身の心がみえないという事情がある。もっとも分析困難なのは自分自身であったとフロイトも告白している。自分の眼差しを直接見ることができないように、私の心を心である私が把握しようとすると、どうしても不透明な部分につきあたる。そのことは、この領域での解釈が哲学的あるいは超越論的にならざるをえない理由でもある。ただし、超越論的現象学（フッサール）にしても他者の心をどう把握するのかについてはお手上げであったし、精神病理学に礎を据えたヤスパースも感情移入の問題にはほとんど踏み込めなかった。

「科学ならユニバーサルな正しさを主張できる」といった理想を、われわれは飽き飽きするほどきかされてきたが、今後は科学的パラダイムのなかにいかに方法論的無頓着が蔓延しているのかについて、少しは疑問をもつべきであろう。なにしろ実証主義者たちは彼らの思考法によって捉えられないものは存在しないなどといって憚らないのである。たとえば怒っている人格と冷静な人格が同時に頭のなかに宿るといった今日よくみられる人格の多重性も、彼らにとってはオカルトかペテン以外の何ものでもない（確かに異なる脳波の基礎律動が一つの脳内で同時に観測できないかぎり、こういった矛盾は解消しない）。しかしそれをいうなら、彼らは心という現象一般についても同様の疑問を発しなければならないのである。私があなたの心の存在を疑うことがないように、経験ある臨床医ならば、交代人格が医原的でも暗示による創作でもなく、そこに存在していることを知っている。そのことを事実として出発しないわけにはいかないのである。

もう少し身近な問いにもどって考える方がよいかもしれない。たとえば科学技術の展開のなかで、かえって豊かな時間が次々と収奪されていったのはなぜであろうか。科学によって人は煩雑な労働から解放され、自由で快適な時間を手にすることができるという約束はなぜ果たされなかったのか。あるいは科学主義、すなわち限りない未来志向のなかで、世界と心が平板になり、均質化していったのはなぜであろうか。現代人の心を論じるというのであれば、こういった疑問についても政治や経済、あるいは教育の領域に託してすますわけにはいかない。これらの問題が実証科学のパラダイムとは無縁のものであるかのようにふるまうことはもはや許されないところにきているのである。

1　科学的思考の罠

ここで再び、近代以降のアノレキシア的行進について思い出しておこう。それを駆動させていたのは目的志向的な原理であり、そこで織りなされていたのは歴史的時間とはまったく相容れない、ただあくまで線的に流れ去っていくだけの時間であった。グラフの横軸には、等間隔に目盛られた等質の時間が延びていて、縦軸には計量された測定値（たとえば体重やカロリー）がプロットされる。そして、われわれが思い描いていた右肩あがりに延びていく未来も、やはりそういった実証主義的思考に裏打ちされたものだった。

先へ先へと延びていく時間、ただ「〜のために」という未来志向的、目的志向的な原理が達成したことは何であったのか。確かに科学的啓蒙は因習から人々を解放したかもしれないし、飢餓や感染症から逃れることに一定の成果をおさめてきた。しかし目的に向かって邁進するという一方向的な営みの先にあったのは、なんともいえない住み心地の悪さだったのであり、そこで仮定されていた連続性が破綻に行きあたるという皮肉な現実であった。

グラフの縦軸について考えてみればわかるが、科学主義がそこに思い浮かべる目的たるや、まるで子供のように単純なのである。寿命を延ばすのであれば、長ければ長い方がいい。空に登るのなら高い方がいいし、ついでに月までいけるならもちろんその方がいい。電車ならば快速よりも新幹線の方がいいに決まっているし、リニアモーターカーならもっといい。「速く走るため」「長く生きるため」「高くのぼるため」「遠くにいくため」そして「他者を支配するため」——そういった子供じみた欲望に向かって科学技術は邁進してきたにすぎないのである。方法論や技術が恐ろしく複雑になっているにもかかわらず、その目的設定はどこまでも単純なままである。科学的世界観が勢力を拡大することができたのは、そのような目的論的な明快さのおかげであり、そのような際限のない子供の欲望が数えきれない悲劇も産んできた。とにかく実証主義が指し示す正しさとはあくまで行為の有効性をめぐるものであって、主観的体験の質に関するものではありえないのである。

ここではなにも目的地に早くつくことや、あるいは寿命を延ばすことが悪いといいたいのではない。そのおかげで人が「空いた時間」をゆとりとして享受できれば結構なことである。しかし実際にはそのようには運ばなかったのである。アノレキシアでもそうであったように、目的追求的な時間のなかでは、目標が達成された途端にすぐに次の目標が必要とされ、「何かのために」という未来志向を解除できなくなってしまう。その結果、今現在という時間性が損なわれるという思わぬ副作用が生じてくるのである。そうなると「空いた時間」は何のためにもならない無駄な時間、退屈で耐えがたい「空虚な時間」にさえ思えてくる。あれほど渇望していた「時間のゆとり」は、過食症のように、何としても避けなければならない焦慮へとつながるのである。しかし焦慮のなかで、いくら空虚を貪食で埋めたところで（あるいはテーマパークに出かけたり、テレビゲームに没頭したりすることで埋めようとしても）、空しさは収まるものではない。空しさの正体とは、未来志向性の影で置き去りにされた今現在という本来的な時間性だからである。そもそも、どうすれば自分らしい時間を過ごせるのかといった面倒な質的問題は、科学的文脈からは初めから捨象されている。ベルグソン流にいうならば、そういった質的問題を量的・空間的な測定可能なものに置換するというのが科学主義の原理なのである。「時は金なり」といっても、結局は節約した時間は次の仕事に回されるだけであり、そうやって人は果てることもない競争に明け暮れるようになってしまった。本来の時熟、歴史的時間はどんどん収奪されていったのである。

いったん科学主義が自己目的化し、世の中を席巻するようになると、やがて質的差異というものは消失し、均質でのっぺりとした時空間に覆われるようになる。人々は今現在に安らぐことができなくなって、何か目的のためにいつまでも走り続けなければならないという気分になるのである。そのときには「だれのための科学であったのか」などという余計な疑問を抱く人もいなくなっている。

今や理性ないし科学信仰はわれわれの日常世界に隈なく浸透し、この単純モードが、あろうことか心ないしは狂気といった最後の暗闇までをも侵犯しているのである。あいもかわらずお馴染の標語が恥じらいもなく掲げられる。すなわち「精神機能とは脳機能のことにほかならない」「狂気とは脳の病気である」「脳機能を解明すれば狂気を克服することができる」などなど。こういった仮説（ドグマ）はもともと「みえないもの」を「みえるもの」に置き換える目的で発せられ、だれをも頷かせるような明晰さや、洗練された画像技術や遺伝子操作の背後に巧みなトリックを忍び込ませる。そしてそこから漏れるものは何も存在しないかのようにふるまってしまうのである。やや冗長になるが、これがいかに奇妙なトリックなのかについて、心あるいは精神疾患を規定するX（序章参照）にもどって確認しておく方がよいであろう。

実証科学の原理とは、対象（A）の観察データから、ある普遍的法則性（B）を導く帰納的方法であり、具体的にはそれは「すべてのサンプルxについて、xがAであるとき、xはBである（∀x（Ax→Bx））」という公式で表される。xがAというカテゴリーに属するかぎりにおいて、Bという公式は応用可能になる。このときデータが有意味であるためには、Aがいつ・だれが・どこで観察しても、また何度観察しても「同一のもの」（カテゴリー的対象）として、かつ観察方法に左右されない実体として与えられていなければならない。そうでなければ、xの範囲が特定されず、データが何を観測したものかがわからなくなる。ところがこの条件が心的現象、とりわけ一次性狂気に対しては、実際にはほとんど成りたたないのである。それこそが精神医学が草創期から逃れられない軛であった。

一般に科学的対象はアブダクションという方法によって発見される。ここではそれをできるだけ簡略にして、図9－1に示しておくことにする。

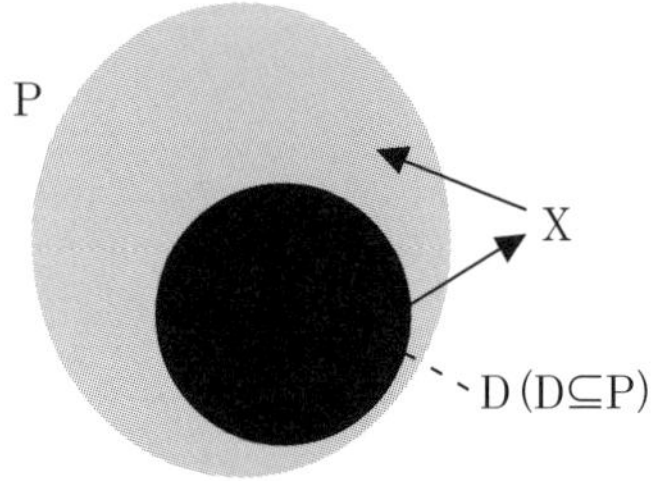

図９－１　対象発見のプロセス

1　ある説明のできない現象（P）が問題として提示される
2　「X であれば、いつも P である（X → P）」という特徴（X の候補）がいくつか提示される
3　臨床経験のなかで X は反証（X →￢ P）によって取捨されていき、
4　最終的に「もし D であれば、そして D であるときにだけ X がみたされる」（D ⇄ X）という X が確定する（P ⊇ D）。
5　この条件をみたす X をクライテリアとして疾患（D）が定義される（疾患の発見）

統合失調症を例にして話を進めてみる。科学的研究の前提、すなわち「すべての x（症例）について、x が統合失調症である」といえるためには、統合失調症がカテゴリー的対象として発見されていなければならない。ところが統合失調症のどの症状をとりあげても、疾患に特異的な特徴（X）は何一つとして特定されない。「X があれば統合失調症（S）であり、統合失調症であれば X が必ずみつかる」（X⇅S）といえるような X は何も発見されていないのである。幻聴や妄想、人格水準の低下（クレペリンはこれを X と仮定した）などは様々な疾患にあらわれるものであり、統合失調症を定義づけるような特徴とはいえない。たとえば、統合失調症ならば幻覚が生じることが多いが、逆はまったく真ではない。われわれが「統合失調症らしさ」を探すことができるとすれば、それは患者との関係性、対人関係のパターン（他者の現れ方）のなかでしかないのである。ただ科学的対象を規定する際に関係概念を持ち込むこと自体が、これまた対象の客観性という必要条件に抵触してしまう。どう関わるのかによって対象のあらわれ方が変化するものは対象として措定されないのである。

一般には信じがたいかもしれないが、統合失調症を規定するXがないのであるから「統合失調症という疾患（症候群）がある」とすらいえないのである。今でもまだ統合失調症は、あくまで仮説として立てられた暫定的対象でしかない。とりあえず狂気という問題（P）はわれわれの前にあるが、それは科学的対象としては設定されてないのである（妥当性の基準に達しない）。現在の診断クライテリアのすべてが、近い将来に破棄されるかもしれないものである。だから精神医学では診断クライテリアは数年ごとに妥当性をめざして更新される。要するに、Xが見つからないかぎりは、統合失調症の科学的研究そのものが不可能なのである。それについてのすべての研究も、たとえ最新の画像技術や遺伝子解析を駆使していたにしても、科学的（実証主義的）という名に値しない段階にあるといわなければならない。

こういった困難はもちろん統合失調症だけに生じるわけではない。アスペルガーや人格障害などではさらに妥当性はあやしいし、それのみならず、認知症などの一部の疾患を除けば、ありとあらゆる機能性精神疾患や精神現象においてもXは特定されていない。しかしそれを認めてしまうと、実証主義の大前提が崩れてしまい、精神医学は自然科学の一分野としての医学としてさえ成り立たなくなってしまう。ちなみに、ここであげた「突発的な逸脱」という現象についても問題設定（P）としては成立するが、対象として措定される以前の段階にあり、厳密には実証的研究の体裁をとれない。

精神医学を「脳の科学」として仕上げようとする生物学的精神医学は、こういった対象設定の問題を巧妙に棚上げする。そうでなければ学としての体裁が根こそぎに損なわれるのである。そういった暫定的操作も仕方ないかもしれないが、それにしても許しがたいのは精神医学が百年かけて練り上げてきた「関係としての学」としての側面、人間を全体として扱う精神分析学や精神病理学、ないしは精神療法学を「科学的ではない」（エビデンスがない）という理由で彼らが価値下げしたことである。

精神疾患を規定する、あるいは心を規定するXを同一の平面に仮定することなど、もともとできない相談だったのである。今となってはXが歴史的時間の構成にかかわる何かであり、量的延長的なものとしては捉えられないものであることは明らかであり、その意味でクレペリンの夢は完全に壁に突き当たっているのである。このままXを特定しないままに、科学的パラダイムを推し進めるとなると奇妙なことになる。少なくともそれは疾患というカテゴリー的実体の発見を前提として発展してきた医学とは別の何かになってしまう。それは要素に分解された状態像と薬物の効果の相関を扱うような「心の学」以前の何ものかであり、実はもうすでに現在の精神医学はそういった状況へと突入しようとしているのである。

もう一度、われわれが直面している状況が歴史的、すなわち物語的同一性の危機によってもたらされた心と世界の多元化、均質化という状況であったことを思い出しておこう。心が物語的構成を持つ以上、心の病としての精神疾患も歴史的時間との関係において記述されるものである。そして歴史的時間、すなわちナラティブなものは元来科学的に論じることができないのである。それどころか、世の中に実証科学的なパラダイムが浸透しすぎたことによって、物語そのものが危機に陥っているという可能性が拭えないのである。

今や圧倒的な物量で押し寄せるアメリカ的プラグマティズムを前にして、患者の心（内的体験）を丹念に追いかけてきた精神病理学や精神分析学などは気息奄々のありさまである。心という質的なもの（クオリア）の集積を、ただ数量的にだけ分析しようという傲慢さ。そしてそこに疑うこともなく正しさ（エビデンス）を主張するという笑止。心理療法という関係を扱う分野でさえ、実証主義にねざした認知行動療法（CBT）が支配的になりつつある。これなども物語的構成を心的要素の結合（認知のゆがみ）へと分解し、オペラント条件づけを介して部分修正をはかるものであり、物語的全体を他者の関与により組み換えることをめざすナラティブな心理療法とは対極にある。心というものは外からみることができないし、したがって客観的に把握することもできないという、精神医学が草創期以来抱えてきた方法論的困難は彼らの目には入らないようである。

今では大学精神医学は科学主義だけが跋扈する場所になってしまい、アメリカの尻ばかり追いかけて、脳画像や遺伝研究の進歩によって心が解明されるといった吹聴をやめようとはしない。臨床心理学でもこれに追随して心を科学的に扱うのが高等であるかのように吹聴する輩を見受けるようになった。クリニックを訪れたことのある人ならすぐに気づくであろう。医師がうつ病のクライアントを前に考えていることは、次にどの薬物を出すのかといった、いわば診断基準と薬物のすり合せでしかない（それがエビデンスに基づく医療というものである）。しかし精神科クリニックは連日盛況で、次のような会話さえ交わされかねない状況なのである。

患者　薬を飲みましたけど、どうしても憂うつな気分がとれません

医者　あなたは「大うつ病」に分類されますから、ＳＳＲＩ（抗うつ薬）による改善率が統計上は約七〇％ですので……。

患者　だからあとの三〇％であれば、私はどうすればいいんでしょう。

医者　若干のエビデンスのある他の薬、たとえば気分安定剤なんかを試してみるのもいいですね。

患者　私はいろいろ悩みをきいていただきたいと思って来たんですが……。

医者　カウンセリングのことですか。カウンセリングには統計的エビデンスがないのでやっていません。ここでやっているのは良い医療、つまりエビデンスに基づく医療ですから……。

患者　そんなことといったって治らないんだから仕方がないじゃないか。

医者　薬効がないのは私のせいじゃないですよ。御不満ならどこか別の病院を紹介してもいいですよ。

これ以上ごねると、いつのまにか人格障害という診断名がカルテに記載されてしまうかもしれな

い。冗談だと思われるかもしれないが、これが心の臨床領域で近い将来生じるかもしれない、あるいはすでにもう始まっていることなのである。そこで扱われているのは脳ではあっても、心でないことは明らかであろう。そして「心の専門家」はいつしか「脳の専門家」でしかなくなるのである。大学でも患者を前にすると、診断マニュアルのなかのクライテリアを探し、アルゴリズムにしたがって処方するだけのマインドブラインドな精神科医が量産されている。

しかし、このような脳一元論がエスカレートすると以下のような恐ろしいロジックがまかり通るようになりかねない。「脳内のセロトニンを増やせばうつ病が改善することからしても、人が幸福であるかどうかは脳内のドーパミンやセロトニンによって決定されることは明らかであろう。人が幸福になることが科学の目標だとすれば、神経伝達物質の研究こそが至福というべきである。なにしろ副作用（耐性や依存性）のないハッピードラッグさえ発見されれば、人類から不幸が消え去るのだから」。

こうして心という「みえないもの」（P）は神経伝達物質という測定可能なもの、すなわち「みえるもの」（X）にすっかり置き換えられてしまう。しかしそれはほとんど麻薬使用者とかわらないロジックであり、先のシェーマに示したように、そこでも対象設定の過程のなかに騙しのテクニックが巧妙に忍び込んでいることを忘れてはならない。

2　アスペルガーのような世界

こういった生物学的に偏向した精神医学の思考法そのものが、シミュレーション優位のアスペルガー的思考に酷似していることに気づくであろうか。今では精神医学だけでなく、臨床心理学においても以前のような人間の心理的側面の細部にコミットしていくナイーブさは失われている。エビデンス、エビデンスという怒涛のなかで、すっかりアメリカナイズされた専門家には自分自身の陥っている状況の奇妙さを内省するゆとり（病識）さえなくなっている。画像研究や遺伝研究、あるいは統計研究に邁進する研究の現状をみるにつけ、精神医学そのものが深刻な現実感喪失に陥っているのではないかと皮肉の一つもいいたくなる。

今、われわれの目の前に拡がっているのは「みえないもの」が排除された奥行きのない世界、まさにデジタル的で均質な世界である。心あるいは精神という人類に残された最後の闇さえ実証主義によって裁断され、物語的同一性が平坦にならされようとしている。グローバリズムやインターネットも均質化のための更地をいくらでも提供してくれる。科学的パラダイムに乗らないものは存在しないという短絡思考のもとで、心という「みえないもの」はまるで幽霊と同じような扱いを受けている。世の中の全体がアスペルガー的なマインドブラインドネスに陥っているといっても、決して大げさではないであろう。ロジカルなシミュレーションによって構成される世界、極端にいえば、それは固有名（物語的同一性）が背後に退いて、普通名詞だけでやり取りされる眼差しを欠いた世界である。

科学的パラダイムに浸って、いつ・どこで・だれが観察しても変わらない普遍性をめざしているうちに、われわれの世界そのものも急速に均質化してきたのである。いかに実用的に整えられていても、都市からは「そこにしかない場所」が消えてしまった。見渡せばアスファルトの直線がどこまでも延びていて、どこにいっても見慣れたフランチャイズに突きあたる。企画化された住宅と個性を失った都市の風景のどこかに、懐かしい街角を探そうとしても難しいであろう。どの街角に立っても「どこにでもある風景」しか切り取れない。このような都市の脱個性化、均質化、あるいは世界のアスペルガー化は今後も進んでいくに違いない。それは直示だけで内包がない世界、すべてがデジタル的なロジックで覆われた世界である。秒針が刻む時間のあいだは消去されて、デジタル時計のように数字がただ入れかわっていくだけである。時間の重奏性は失われ、空間的にもどこをとってもシミュレーション可能な明るさが埋め尽くしてしまう。

空間だけではなく、心までもが均質化していくなかで、いかにして心の多元化が生じてきたのかを繰り返す必要はないであろう。人が今・ここを世界の中心として生きることができるのは、他のだれでもない彼がそこにいるからなのである。アイデンティティーとはエピソード記憶の集積であるからこそ、そこには固有の中心が与えられるのである。垂直方向の集積（物語性）を均等にならしてしまうと、中心はバラバラになってしまう。「一つの世界」をめざした結果、グローバリズムのもたらしたものが「大きな物語」とアイデンティティーの喪失だったというのは何とも皮肉な話である。

鉄腕アトム生誕の年（二〇〇三年）もとっくに過ぎて、心優しい科学の子であったわれわれも、もうそろそろ騙されていたことに気づいてもいい頃であろう。約束されていたユートピアはあと百年待っても来そうもない。人々が信じて疑わなかったシェーマ、すべてを「みえるもの」にしていけば人類が幸福になるという約束は、今になってみると実証主義が描いた騙し絵にすぎなかったのである。たとえ人類が火星に到達しても、あるいは遺伝子操作によって寿命が今後も延びていくにしても、それとはかかわりなく心の闇はどんどん拡がっていくばかりである。

終　章　「心の豹変」から「漂流する心」へ

「中心としての秩序」に対してカオスが、あるいは「内部」に対して「外部」がはっきりと対峙していた時代には、まだ「外部」を「内部」に取り込むためのシステムはそれなりに機能していた。制度化された祭りのなかで、われわれは「外部」に危険なく接近することができたし、また「内部」のいたるところにも「くぼみ」（非日常）があって、ときに応じて日常の連続性を中断することもできた。物語的同一性としてのわれわれの心は「内部」と「外部」のせめぎあう場所で、そのつど「内なる他性」を解放して「内部」が閉鎖系にならないようにふるまうことができたのである。

しかし、今やこうしたシステムの全体が失調に陥っている。世界のすべてが「内部」へと取り込まれていき、「外部」への通路がみえなくなって、もうどこかのテーマパークでながれる「世界は一つ」などという能天気な理想を簡単に信じるわけにはいかなくなった。一つのモードが世界を席巻し、均質な「内部」に覆われたと思った途端に、人々の心は瓦解の方向に向けて変質しはじめたのである。永遠に続くかにみえたローマ帝国の栄光も、均質化した「内部」から腐敗していったように、われわれはいつも「外部」を包摂していなければ窒息してしまう生き物なのである。

振り返ってみると、かつて私が少年時代をすごした昭和四〇年代の地方都市の郊外には、こんもりとした鎮守の森がいくつもあって、子供ながらそこに踏み込むには少しばかり勇気がいったものである。壊れかけた神社の横には藪に覆われた沼があって、筏を組んでこぎ出すとイモリの腹が赤く光ってみえた。森の大木の枝に「隠れ家」を作ってはしゃいでいると、近所の大人に「バチがあたる」と怒鳴られ乱暴に追い払われたものである（かつて大人は怖い存在であった）。もうクモの巣のように電線が張り巡らされ、町はスモッグで薄汚れてはいたが、鉄工所の資材置き場に忍び込むと、そこにはだれにもみつからない場所があった。いかに小さな片隅の陽だまりであっても、そこは物語の起点となる「世界のくぼみ」であり、「そこにしかない場所」であった。日常空間のなかにも非日常が息づいており、そうやって少年時代は複数のモードのあいだを行き来していた。

しかし、今そこを訪れると神社の森は伐採されて駐車場になり、沼は埋め立てられて平坦に整地され、通いなれた通学路はバイパスによって裁断されて昔の面影は辿れない。土管の置かれた広場には高い有刺鉄線が張り巡らされ、監視の及ばない「無駄な空間」はどこにもなくなった。すべてが日常の明るさ、均質空間の延長、奥行きや深みのない「どこにでもある場所」に置き換えられてしまった。崩れかけていた社はきれいに建てかえられ、アルミサッシの扉の向こうにはスチール椅子が並べられている。もしそのようなロジカルな時空間のどこかに、あるいは電子媒体の森の奥深くに、心象風景の余地が残されているというのならば、それがどこなのかを教えてもらいたいものである。

そうこうしているうちに、未来という暗がりさえ、何か均質な延長のように感じられるようになった。もう「世界は夜明けを待っている」という気分にはなれないし、夜が明けたところで、その先にはまた同じような世界が相変わらず拡がるだけである。どこまでも均質な明日が続いていて、かつてのように空は瑠璃色には輝かない。というよりも、これが本当に明日と呼べるようなものなのであろうか。「明日」とは、今を生きるわれわれにとっての「外部」であり、出立の代名詞であったはずである。ところが、もうそれは単にグラフに描かれるような「今」の延長でしかない。そこにはただ平板な時間が続いているだけである。

確かに、二〇世紀とは人類史のなかでも「わからないこと」が次々と克服されていった時代、理性の勝利を素直に信じることができた時代であった。その前半部分では、ジェームズ[1]やベルグソン[2]といった当時をリードした科学者や思想家たちが「神秘体験は実在するのか」といった論争を繰り広げていたことを思うと、「みえないもの」の退潮はかなり急速であったといわなければならない。そして心のなかから暗闇が締め出され、世の中から物語という物語が失われていくようになってから、メビウスの環のような反転、すなわち「豹変する心」が目につくようになってきたわけである。

そう考えると「豹変する心」とは、主体の固有性の最後の叫びといってもいいものなのかもしれない。逆にいえば、「豹変」（裏返し）がそれとして認識されるためには、「中心」（表）がある程度は維持されていなければならないということである。「中心」と「周辺」の境界さえなくなって、どこに「中心」があるのかもわからなくなってしまえば、もはや豹変という形式そのものが成立しなくなる。そのときあらわれてくるのは、多元化した世界のなかでワープする場所を失ったままで、どこへともなく出立し続けていく「漂流する心」でしかない。

「漂流する心」といえば、かつては「出立の病」として知られた統合失調症も軽症化して、以前ほど強烈な印象を与えるものではなくなっている。少し前までは「内なる他者」の出現といえば、統合失調症にだけあらわれる特異な反転現象と考えられていたが、今それは広く世の中に拡散しはじめ、アスペルガー症候群や解離性障害との境界線もかなり曖昧になっている。もはや「内なる他者」の暴走＝狂気といったシェーマもすっかり古いものになってしまったし、それとともに精神病院は「内なる他者」を封印するための装置としては役割を終えつつある。要するに、カオスは「外部」のどこかに封じ込められるものではなくなって、どこからともなく忍び寄る影のように、われわれの背後にまわって潜伏するようになったのである。

今ではわれわれは複数の小舟の上を行き来しているようなものである。小舟を束ねる母船はそこにはないし、小舟どうしも勝手な方向へと流されていく。しかも小舟と小舟のあいだには隙間が大きく口をあけており、滑り落ちるとそこは奈落（カオス）である。やはり、われわれにはカオスを駆逐することなどできなかったのである。カオス、あるいは「外部」を川の向こう岸へと追いやって、平和な世界を築いていけるというシェーマそのものが完全に誤っていたのである。気がつけば濁流おしよせる小さな中州に取り残されていて、いつ流れに押し流されてしまうかとビクビクしている。岸辺にいる人たちが何事もないように「あたりまえに」暮らしているのがなんとも不思議で、ときにはまるで自分だけが異邦人になったように感じられる。しかし実は対岸の人にしたところで事情は同じこと、どこにも安全な岸辺などはなかったのである。

そして周囲を見渡すと、ふつうの青年たちのあいだにもアイデンティティーという核をもたない人たちが量産されている。彼らにアイデンティティーをとり戻すことを勧めて、もう一度堅牢な「内部」、すなわち「中心としての秩序」を再構築しようとしても無駄であろう。「豹変する心」を前にしても、時代への視点を欠いたままでは有効な処方箋を示すことなどできない。耐用年数を越えた古い物語をキャンセルして、新しい秩序を構築することがもし仮に可能だとしても、そこはもう心が固有性を失って「だれでもない人」へと均質化（一般化）していく場所でしかないのである。そして「内部」に留まろうとするかぎりは「外部」はメビウスの環のように反転してくる。どうあがいても、だれもが濁流に身を委ね、「外部」に向かって漂流していく覚悟を決める以外にないのである。

世の中には、いまだに蛸つぼのような小さな物語のなかで自らの正しさを主張する輩が後をたたないが、「外部」を閉ざしていては未来がみえてこないことに気づいてもいい頃であろう。たとえ物語を別の物語と取りかえてみたところで何の解決にもつながらない。「外部」とは、世界のどこかに残された秘境のことなどではなく、われわれの心のなかに昔から棲んでいた「内なる他者」に他ならないのである。その意味ではだれもが豹変の可能性から逃れてはいない。重要なことは物語の内容ではなく、われわれが自らの物語とのあいだに結ぶ関係性であり、要するにこれまでは受動的におこなわれていた「内部」と「外部」の往復運動にいかに意図的、能動的に関わっていくかということである。

まだ数は少ないし、ほんのきざしの段階ではあるが、すでに一歩「外部」に自ら踏み出そうとしている青年たちが身近にもいないわけではない。アイデンティティーという核をもたない彼らは、今はまだ脆弱で自信なさそうにみえるが、少なくともわれわれは豹変の激しさに目をくらまされて、その新たな芽を毒麦と間違えないように注意しなければならない。彼らについてこれ以上のことを語るのは別の機会にせざるをえないが、そこには均質化した日常世界の物差しでは測れない可能性が芽吹いているとだけいっておきたい。

「豹変する心」が暗示していたのは、近代以降、慣れ親しんできたシェーマが今大きく変わろうとしているなかで、われわれの一人ひとりがその変化に圧倒されてばかりもいられないということであった。新しい装いで姿をあらわしてきた最後の秘境、すなわち「内なる他者」をどこかに封じ込めないようにさえすれば、漂流の彼方にこれまでとは異なる「内部」と「外部」の関係性がみえてくるであろう。そのとき「内部」とはスタティックな秩序などではなく、われわれが「外部」との関係を取り結んでいくダイナミックな形式を意味することになる。もう少しいえば、本当は「内部」などというものの方がもともと幻想の一つにすぎなかったのであり、われわれ自身が私という物語が生成する現場にいることをいつも意識すること、すなわち「内部」と「外部」の通気口としての自覚をもつこと以外に残された道はないということである。

注

（1）ブラム『幽霊を捕まえようとした科学者たち』（鈴木恵訳、文藝春秋、二〇〇七年）を参照。
（2）ベルグソン『精神のエネルギー』（渡辺秀訳、白水社、二〇〇一年）。

あとがき

「みえないもの」への感性が損なわれているなかで、「みえないもの」のなかから浮かびあがってきた「豹変する心」は、その正体を明らかにしないまま、この時代を象徴するテーマになりつつある。はっきりとした対象として設定することに失敗するのは、それが正常（ふつう）と異常の境界に位置し、心のどの領域からでも生じてくるような変幻自在さを持つからである。その背景には生活世界の変容やアイデンティティーの失効といった時代状況があり、われわれはそのどこから切り込むのかさえわからないままに「群盲象を撫でる」の心境に陥っている。

なんとかわかろうとしているうちに、いつのまにかわかったつもりになってしまうのがもっとも憂うべきことである。わかったことをいう人や、わからない理論をふりまわす輩にも警戒したほうがいい。もともと心とはわからないものであるにしても、わからないものをわからない理論で置き換えるのでは事態はますますみえなくなる。なかでも、もっともタチがわるいのは今隆盛をきわめている生物学的精神医学と操作的診断基準のセットである。彼らはほとんど方法論的議論のないままに、わがもの顔に述語論理をふりまわしている。一般大衆には小難しい理論よりも、目を見張るような先端技術を見せつけるのが効果的だと思っているのかどうかは知らないが、それにしてもなんと彼らには騙しが多いことか。

やはり、わからないことはわからないというべきであるが、ただしわからないこと（語りえぬこと）を前にただ沈黙しているわけにもいかないので、わからないことをできるだけ丹念に辿っていこうと目論んだのが本書である。しかし方法論に厳密になろうとしたといっても、表題にあげた「現象学」というのはフッサールのそれではなく、せいぜいのところヤスパース的な記述現象学を少し越えるあたりに留まっているといわなければならない。

本書のきっかけとなった日本学術振興会科研費補助研究「青少年の衝動不耐性と解離機制の関係についての精神病理学的研究」（平成一七、一八年度）には、当時の名古屋大学精神科の同僚のほか、哲学領域からは浜渦辰二、村上靖彦両氏（大阪大学）、心理領域からは竹内謙彰氏（立命館大学）、澤たか子氏（大垣市民病院）、田邊肇氏（静岡大学）ほか、多くの方々に参加していただいた。

しかし何といっても本書の成立にあたって、もっとも感謝しなければならないのは私の診察室を訪れた方たちであることはいうまでもない。また大学のゼミ生たちとの討論がこれをものしようとする動機となったことも付け加えておかなければならない。医局の雑談のなかでは、同僚の本田俊一氏（いまいせ心療センター）や土門祐二氏（小牧市民病院）からいくつかの示唆を受けてきた。なんとか刊行にまでこぎつけたのは、得体のしれない草稿の段階から、勁草書房の永田悠一氏に粘り強く付き合っていただいたおかげである。心からお礼を申しあげたい。
なお、本書をまとめるにあたっては、二〇〇八年度日本福祉大学課題研究費の助成を受けた。

二〇〇九年六月

大饗　広之

ヤ　行

ラ　行

サ　行

タ　行

ナ　行

ハ　行

マ　行

索　引

ア　行

カ　行

著者略歴

1956 年　香川県高松市出身
1981 年　広島大学医学部卒業
静岡県立病院養心荘（こころの医療センター），大垣市民病院精神神経科，名古屋大学医学部附属病院精神科講師を経て
現　職　日本福祉大学教育・心理学部心理学科教授　医学博士
専　門　精神医学，精神病理学
著　書　『幻想としての〈私〉』（勁草書房，2017），『分裂病の精神病理と治療』（2 巻・4 巻　分担執筆，星和書店，1989・1992），『精神科症例研究』（分担執筆，星和書店，1992）ほか．

「豹変する心」の現象学　精神科臨床の現場から

2009 年 9 月 25 日　第 1 版第 1 刷発行
2020 年 9 月 10 日　第 1 版第 4 刷発行

著　者　大《おお》　饗《あえ》　広《ひろ》　之《ゆき》
発行者　井　村　寿　人

発行所　株式会社　勁《けい》　草《そう》　書　房

112-0005 東京都文京区水道2-1-1　振替　00150-2-175253
（編集）電話 03-3815-5277／FAX 03-3814-6968
（営業）電話 03-3814-6861／FAX 03-3814-6854
本文組版 プログレス・日本フィニッシュ・松岳社

ISBN978-4-326-29895-2　　Printed in Japan

http://www.keisoshobo.co.jp